연구보고서 2025-12

배아생성의료기관 지정기준 및 질 제고 방안 연구

이수형
이홍림·박현지·김희년·황나미·이기평·오윤지

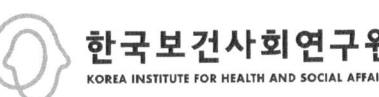

연구진

연구책임자	**이수형**	한국보건사회연구원 연구위원
공동연구진	**이홍림**	한국보건사회연구원 연구원
	박현지	한국보건사회연구원 연구원
	김희년	한국보건사회연구원 부연구위원
	황나미	국립암센터 국제암대학원대학교 객원교수
	이기평	한국법제연구원 연구위원
	오윤지	파리12대학 사회과학연구소 박사

연구보고서 2025-12

배아생성의료기관 지정기준 및 질 제고 방안 연구

발 행 일 2025년 3월
발 행 인 신 영 석
발 행 처 한국보건사회연구원
주   소 [30147]세종특별자치시 시청대로 370
　　　　　세종국책연구단지 사회정책동(1~5층)
전   화 대표전화: 044)287-8000
홈페이지 http://www.kihasa.re.kr
등   록 1999년 4월 27일(제2015-000007호)
인 쇄 처 ㈜정인애드   8,000원

ⓒ 한국보건사회연구원 2025
ISBN 979-11-7252-091-5 [93510]
https://doi.org/10.23060/kihasa.a.2025.12

발|간|사

배아생성의료기관은 정자와 난자와 같은 생식세포와 배아를 이용하여 새로운 생명을 탄생시키는 기관이기에 전문성과 윤리성이 요구되며, 배아생성의료기관 지정에서부터 사후관리까지 엄격한 관리와 감독이 필요하다.

2005년 제정된 「생명윤리법」 내 배아생성의료기관 지정기준 및 사후관리 조항은 연구를 위한 배아의 생성·사용에 대한 윤리적 통제에 초점을 맞추고 있는 반면, 임신 목적의 시술 대상자, 즉 난임여성 및 부부에 대한 윤리적 보호와 의료의 질 확보에는 상대적으로 미흡한 구조를 갖고 있다. 최근, 보조생식술의 급속한 확산, 난임치료에 대한 수요 증가, 생명과학기술의 고도화 등으로 배아의 생성과 활용을 둘러싼 생명윤리적 쟁점이 더욱 복잡해지고 있으며, 이에 따라 배아생성의료기관에 대한 보다 엄격하고 정교한 관리체계의 필요성이 제기되고 있다.

이러한 문제의식을 바탕으로 본 연구는 현행 배아생성의료기관 지정 및 관리체계의 문제점을 진단하여 배아생성의료기관의 지정기준 및 사후관리 방안을 모색하였다. 특히 배아생성의료기관의 실태조사를 통해서 현재의 배아생성의료기관의 현황을 파악하였고, 국내·외 제도 고찰을 통해 현실성 있는 개선방안을 도출하였다. 본 연구 결과가 현행 배아생성의료기관 지정 기준을 현실화하고, 향후 안전한 배아생성의료기관 환경 조성에 활용되기를 기대한다.

이 연구는 이수형 연구위원의 책임하에 국립암센터 국제암대학원대학교 황나미 교수, 파리 12대학 오윤지 박사, 법제 연구원 이기평 박사, 우리원의 김희년 부연구위원, 이홍림 연구원, 박현지 연구원의 참여로 수행되었다. 이 연구를 추진하는 과정에서 아낌없는 고견과 응원을 보내주신 각 분야의 전문가분께 깊이 감사드린다. 특히 배아생성의료기관

실태조사와 인터뷰에 협조해 주신 참여자 여러분께 깊은 감사의 마음을 전한다. 마지막으로 본 보고서의 내용은 우리 연구원의 공식적인 견해가 아니라 연구자 개인의 견해임을 밝혀 둔다.

2025년 3월
한국보건사회연구원 원장
신 영 석

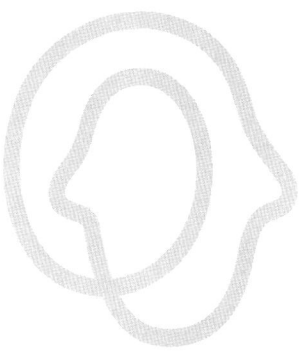

목차

요약 ·· 1

제1장 서론 ··· 5
제1절 연구 배경 및 목적 ·· 7
제2절 주요 연구 내용 및 방법 ·· 9

제2장 배아생성의료기관 지정기준 및 사후관리 현황 ······················· 11
제1절 배아생성의료기관 지정 및 사후관리 제도 ································ 13
제2절 배아생성의료기관 지정 및 사후관리 실태 ································ 25
제3절 배아생성의료기관 지정기준 및 사후관리 문제점 ···················· 60

제3장 해외 주요국 보조생식술 의료기관 지정 및 사후관리 현황 ···· 65
제1절 프랑스 ··· 67
제2절 대만 ··· 79
제3절 미국 ··· 88
제4절 소결 ··· 93

제4장 배아생성의료기관 지정기준 및 사후관리 개선방안 ················ 95
제1절 단기 개선방안 ·· 97
제2절 중기 개선방안 ·· 110

제5장 결론 ·· 117
　제1절 주요 연구결과 ·· 119
　제2절 향후 과제 ·· 121

참고문헌 ··· 123

부록 ··· 127
　[부록 1] ASRM 및 SRBT 실무위원회(2022) 지침 요약: Comprehensive Guidance for Health Ebmryology, Andrology, and Endocrinology Laboratories: ·· 127

Abstract ··· 137

표 목차

〈표 2-1〉 「생명윤리 및 안전에 관한 법률」 내 보조생식 관련 법 조항 ············· 14
〈표 2-2〉 배아생성의료기관 지정기준: 시설 및 장비 ······································ 17
〈표 2-3〉 배아생성의료기관 지정기준: 인력 ··· 18
〈표 2-4〉 배아생성의료기관 지정기준 ··· 23
〈표 2-5〉 배아생성의료기관 지정현황 ··· 25
〈표 2-6〉 배아 생성, 이용, 폐기 및 보관 현황(2013~2022년) ······················· 27
〈표 2-7〉 동결보존 난자, 정자 보관 현황(2013~2022년) ······························· 28
〈표 2-8〉 체외수정시술 및 자궁내정자주입술 시술 건수(2013~2022년) ········· 29
〈표 2-9〉 시술종류별 체외수정시술 현황(2013~2022년) ································ 30
〈표 2-10〉 기관현황조사 조사항목 ·· 32
〈표 2-11〉 배아생성의료기관 기관현황조사 대상 및 응답 기관 현황 ············· 34
〈표 2-12〉 체외수정시술 유형별 시술 건수(2023년 기준) ······························· 36
〈표 2-13〉 배아생성의료기관 유형별 체외수정시술 건수(2023년 한해 기준) ··· 38
〈표 2-14〉 배아생성의료기관 시술 의사 인력 현황(2023년 한해 기준) ·········· 38
〈표 2-15〉 배아생성의료기관 간호인력 현황(2023년 한해 기준) ···················· 40
〈표 2-16〉 배아생성의료기관 배아생성 담당인력 현황(2023년 한해 기준) ····· 42
〈표 2-17〉 배아생성의료기관 배아생성 담당인력 전공현황(2023년 한해 기준) ······ 43
〈표 2-18〉 배아생성의료기관 유형별 기관 당 평균 배아생성 담당인력 수
　　　　　 (2023년 한해 기준) ··· 45
〈표 2-19〉 배아생성 담당인력 1인당 연간 평균 시술건수(2023년 한해 기준) ······ 46
〈표 2-20〉 배양실 시설 현황(조사 시점) ··· 48
〈표 2-21〉 배양실 외 시설 현황(조사 시점) ·· 49
〈표 2-22〉 배양실의 시설관리 현황 ··· 51
〈표 2-23〉 배아생성의료기관 보유 장비 현황 ·· 52
〈표 2-24〉 무균상자/무균작업대 및 이산화탄소 배양기 관리 현황 ················· 54
〈표 2-25〉 현장방문 및 인터뷰 대상 ··· 55
〈표 2-26〉 인터뷰 주요 질문지 ·· 56

〈표 3-1〉 보조생식술 행위의 허가 항목 ·· 68
〈표 3-2〉 보조생식술 활동을 위한 허가 신청서 ·· 69
〈표 3-3〉 프랑스, 보조생식술 의료기관 허가를 위한 최소 인력 ······················· 73
〈표 3-4〉 대만, 보조생식술 의료기관 최초 신청 시 제출해야 할 서류 ············ 80
〈표 3-5〉 대만,「보조생식의료기관 기술 인원 자격 생물학 관련 전공 ············ 82
〈표 3-6〉 대만, 보조생식술 의료기관 지정을 위한 시설 및 장비 ····················· 83
〈표 3-7〉 대만, 인공생식기관 재허가 심사항목 및 배점 ···································· 85
〈표 4-1〉 미국생식의학회 배아실 인력 기준 ·· 98
〈표 4-2〉 의료법 시행규칙(별표 4) 의료기관의 시설규격(제34조 관련) 중 '3 수술실'
         규격 중 일부 ·· 101
〈표 4-3〉 배아생성의료기관 재지정 시 고려 사항 ·· 104
배아생성의료기관 재지정기 시 고려 사항 ··· 108
〈표 4-4〉 배아생성의료기관 및 난임시술의료기관 지정 취소관련 법 조항 비교 ············ 113

그림 목차

KOREA INSTITUTE FOR HEALTH AND SOCIAL AFFAIRS

[그림 1-1] 연구수행체계 ·· 9
[그림 2-1] 배아생성의료기관 지정 신청 절차 ······································ 21
[그림 2-2] 배아 생성, 이용, 폐기 및 보관 현황(2013~2022년) ············ 26
[그림 2-3] 체외수정시술 및 자궁내정자주입술 시술 건수(2013~2022년) ······ 29
[그림 2-4] 시술종류별 체외수정시술 비중(2013~2022년) ···················· 31
[그림 2-5] 배아생성의료기관 지정년도 (N=102) ································· 35
[그림 2-6] 체외수정시술 유형별 시술 건수: 범주화 (2023년 한해 기준) ········ 37

요약

1. 연구의 배경 및 목적

보조생식술의 급속한 확산, 난임치료에 대한 수요 증가, 생명과학기술의 고도화 등으로 배아의 생성과 활용을 둘러싼 생명윤리적 쟁점이 복잡해짐에 따라 배아생성의료기관에 대한 보다 엄격하고 정교한 관리체계의 필요성이 제기되고 있다. 이에 본 연구는 「생명윤리법」 틀 안에서 현행 배아생성의료기관 지정 및 관리상의 문제점을 파악하여 현실성 있는 배아생성의료기관의 지정기준과 사후관리 개선방안을 모색하였다.

2. 주요 연구 결과

배아생성의료기관 실태조사 결과, 실태조사에 참여한 의료기관은 최소한의 법적 지정 기준인 시설, 인력, 장비 기준을 준수하고 있었으나 시설, 장비, 인력의 수준 차원에서 의료기관 간 편차가 매우 컸다. 인력의 경우 여전히 공유인력을 사용하는 기관이 있었으며, 배아실험실의 경우 방진시설로 공기청정도를 이용하는 기관이 10.8%, 법적 기준은 아니지만 시스템 안전과 배아 보존의 핵심인 배아실험실 내 무정전전원공급장치를 갖추지 않은 기관도 17%에 달했다. 응답 기관 중 배아생식세포 보관실을 독립적으로 설치·관리하고 있는 기관은 77%이었다.

배아생성 담당인력 대상 인터뷰 결과, 배아생성 담당인력의 자격 요건이 명확하지 않아, 우수한 인력을 확보하기 어렵다는 점, 배아생성 업무 특성상 주말, 야간에도 업무를 해야 경우가 많고, 해당 직종을 꺼리는 분위기도 있어 기관에서 안정적으로 인력을 확보하기 어렵다는 점, 배아의 안전한 취급을 위한 크로스체킹 시스템과, 무정전전원장치, 자동기록

시스템 등이 없는 기관이 많다는 점. 국가차원에서 사후관리가 이루어지고 있지 않고 있다는 점, 연 1회 정도의 의료기관 자체 서면 점검표 제출은 각 기관이 서류만 잘 준비하면 되기 때문에 형식적인 절차에 불과하다는 점, 안전관리시스템이 부재하여 배아의 생성, 취급, 보관 등의 과정에서 사고가 발생할 경우 이를 관리감독기관에 보고할 의무가 없어서 병원 내에서 끝나는 경우가 존재한다는 점, 보관 중인 배아의 처리 기준도 명확하지 않아, 이로 인해 민원 발생 시 어려움이 있다는 점 등의 다양한 문제점이 인터뷰 결과에서 도출되었다.

국외 사례 분석결과, 보조생식술에 대한 문화적 환경, 의료기관의 차이, 법적 체계 등에 따라 각기 다른 보조생식술의 법체계 하에서 보조생식술 의료기관을 지정·관리하고 있었다. 프랑스는 임상 시술과 연구의 역할을 엄격히 분리하며, 이 모든 과정을 「생명윤리법」과 「공중보건법」에 근거하여 생명의학청(ABM)에 의해 관리되고 있다. 보조생식술 의료기관으로 지정받기 위해서는 세부 전문 교육을 이수한 의사를 포함한 다학제적 팀을 의무적으로 구성해야 하며, 생물학적 실험실은 국제 표준 기준을 반드시 획득해야 한다. 보조생식술 관련 행위를 하고자 하는 의료기관은 7년 단위의 지정과 최소 2년 단위의 지방보건청의 평가를 받아야 한다. 이러한 규정에 의해 의료기관의 품질과 안전성을 확보하며, 이외에도 보조생식술 의료기관의 안전성을 확보하기 위해 허가 취소 등의 행정 처분, 시술 결과 연간 활동보고서 제출 의무, 사고 및 부작용 이상사례 보고 체계 등을 두고 있다.

대만은 「인공생식법」이라는 단일법에 의해 보조생식술 의료기관을 지정 관리하며, 세부적인 지정기준과 재지정 및 정기적 평가를 통해 사후관리를 한다. 이와 관련한 매우 상세하고 규범적인 지정기준을 법에 명시하고 있다. 3년 단위의 재지정을 통해 법적 자격을 유지하는지 심사하고,

정기적 평가를 통해 품질 관리와 안전을 확보하고 있는지를 판단한다. 또한, 사후관리를 통해 부적합 기관의 지정을 취소하거나 보완 요청을 할 수 있다.

미국은 보조생식술을 관장하는 단일화된 법률은 없지만 연방 및 주 정부(CLIA, FCSRCA 법에 근거), 배아실험실에 대한 민간 인증기관(CAP/RLAP)과 보조생식술 전문 학회와(SART, ASRM)의 유기적 관계 속에서 보조생식술 의료기관의 품질 관리를 수행하고 있다. 체외수정을 제공하는 의사는 의료행위를 할 수 있는 면허를 받아야 한다. 미국의 배아생성 기관의 실험실 인증의 특징은 구조적인 측면보다는 서비스 품질과 정확성을 확보하여 환자의 안전과 진단에 신뢰성을 제고하고자 과정적 측면과 검사결과에 초점을 두고 있다. 또한, 매 2년마다 갱신하는 시스템을 구축하여 질적인 서비스의 지속유지를 위한 감시에 중점을 둔다는 점이다.

3. 결론 및 시사점

현 「생명윤리법」에 명시된 배아생성의료기관의 지정요건은 배아생성을 할 수 있도록 하는 첫 진입장벽에 불과하다. 배아생성의료기관의 지정기준 개선 및 질 제고를 위해서는 '배아생성의료기관 지정'을 현실화 할 필요가 있으며, 지정 후 사후관리 측면에서 재지정 절차와 현장평가를 강화한 사후관리 체계를 두어 배아생성의료기관이 최소한의 품질을 유지·관리할 수 있도록 해야 한다.

난임시술의료기관으로 지정된 배아생성의료기관은 「생명윤리법」과 「모자보건법」상에서 지정요건에 대해서는 일관성을 유지했지만 취소에 대해서는 「모자보건법」과의 법적 비정합성이 나타났고 있다. 이에 배아생성의료기관의 지정관리에 대한 법적 일관성이 요구된다.

보조생식시술 과정에서는 의사의 임상적 의료 및 시술 서비스와 배아생성 담당인력의 실험실에서의 전문적인 공동작업이 요구된다. 현재의 지정제도(시설, 인력, 장비 지정)와 함께 자격(인력)인증으로 이분화 하여 배아생성 담당인력에 대한 자격증 제도를 고민할 필요가 있다. 동시에 재교육 등의 제도적 장치가 수반되도록 조치를 취할 필요가 있다.

「생명윤리법」은 인공, 체외수정 시술보다도 연구 목적의 배아 생성에 초점을 맞춘 법률이므로 의료행위에 해당하는 시술까지 다루기에는 한계가 있다. 기본적으로 「생명윤리법」은 의료기관의 역할 외 필요한 부분을 담고 있기 때문이다. 따라서 장기적으로 프랑스와 같이 「생명윤리법」은 기본적인 원칙만 주장하는 기본법의 형태로 가되, 보조생식술의 문제는 별도의 다른 법에서 규율하는 방식으로 가는 법 체계나 영국과 같이 단일 법과 단일 기관에 의한 지정·관리되는 법 체계 등을 구축할 필요가 있다.

주요 용어: 배아생성의료기관, 지정 및 사후관리, 생명윤리법, 난임시술 의료기관, 보조생식술

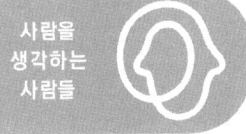

제1장

서론

제1절 연구 배경 및 목적
제2절 주요 연구 내용 및 방법

제1장 서론

제1절 연구 배경 및 목적

배아생성의료기관은 정자와 난자와 같은 생식세포와 배아를 이용하여 새로운 생명을 탄생시키는 기관이기에 전문성과 윤리성이 요구되며, 배아생성의료기관 지정에서부터 사후관리까지 엄격한 관리·감독이 필요하다. 이에 우리나라는 2005년 제정된 「생명윤리 및 안전에 관한 법률」(이하 「생명윤리법」)을 통해 배아생성의료기관을 지정·관리하고 있다.

최근, 보조생식술의 급속한 확산, 난임치료에 대한 수요 증가, 생명과학기술의 고도화로 인해 배아의 생성과 활용을 둘러싼 생명·윤리적 쟁점이 더욱 복잡해지고 있으며, 이에 따라 배아생성의료기관에 대한 보다 엄격하고 정교한 관리체계의 필요성이 제기되고 있다.

「생명윤리법」은 생명과학기술이 생명윤리 및 안전을 확보하고, 국민의 건강과 삶의 질 향상에 이바지함을 목적으로 하고 있다(「생명윤리법」 제1조, 2015). 2013년 「생명윤리법」이 인간의 존엄과 생명의 가치를 보호하고, 생명과학기술의 윤리적 활용을 보장하기 위해서 전부개정 되었으나 입법목적은 여전히 연구중심의 생명윤리에 초점을 두고 있다. 따라서 현행법 내에서 시술 대상자의 건강과 윤리적 보호, 배아생성의료기관의 안전에 대한 규제의 범위는 매우 제한적이다.

2013년 「생명윤리법」의 적용 범위가 연구뿐 아니라 연구대상과 의료현장 특히 체외수정과 관련된 배아의료기관으로 확대된 것은, 배아 생성 및 취급과 관련된 윤리적·안전적 문제를 의료기관 차원에서도 중요하게 다루어야 함을 의미한다. 즉, 법률의 골격은 연구 중심적이더라도, 개정을 통해 포함된 개념과 규정은 배아를 직접 생성하고 관리하는 의료기관에 대한 실질적 규제와 사후감독의 강화로 연결되어야 한다. 특히 배아생성의료기관은 단순한 연구시설이 아니라, 체외수정 시술을 통해 실제 생명으로 이어질 수 있는 배아를 생성·보관·폐기하는 기관으로서, 그 과정에서의 윤리성과 안전성을 확보하는 것은 매우 중요하다. 기관의 관리 미흡으로 감염 및 의료사고, 유전정보 유출, 불법적 생식세포 또는 배아의 거래 등의 문제가 발생할 수 있기에, 예방적 차원에서 지정기준 강화와 지속적인 사후관리 체계를 확립할 필요가 있다.

또한, 생명과학기술의 발전은 최종적으로 의료 현장에 적용되며, 배아를 이용한 연구 성과 역시 임상적 시술로 연결된다. 따라서 연구단계에서의 윤리와 안전에 대한 고려뿐 아니라, 실제로 배아를 생성하고 활용하는 의료기관에 대한 엄정한 관리가 동반되어야 한다. 그래야 전체 생명윤리 체계의 완결성을 담보할 수 있다. 연구 중심이라는 법적 해석만으로 의료 현장의 중요성을 간과해서는 안 되며, 연구 성과가 안전하고 윤리적으로 실현되기 위해서는 의료기관 차원의 관리가 필수적이다.

이에 본 연구에서는 「생명윤리법」의 틀 안에서 현행 배아생성의료기관 지정 및 관리체계의 문제를 진단하여, 배아생성의료기관의 지정기준 및 사후관리 방안을 제시하고자 한다. 이를 위한 구체적인 연구 목적은 다음과 같다.

첫째, 기관현황조사 및 인터뷰 등을 통해 배아생성의료기관 인력·시설·장비 현황 및 사후관리 실태를 파악하여 현행 배아생성의료기관 지정기준 및 사후관리 문제점을 파악한다.

둘째, 국내·외 배아생성의료기관 지정 및 사후관리 법, 제도 고찰을 통해 개선방안 도출을 위한 시사점을 도출한다.

셋째, 연구 결과를 종합·분석하여 배아생성의료기관 지정기준 및 사후관리 개선 방안을 도출한다.

제2절 주요 연구 내용 및 방법

[그림 1-1] 연구수행체계

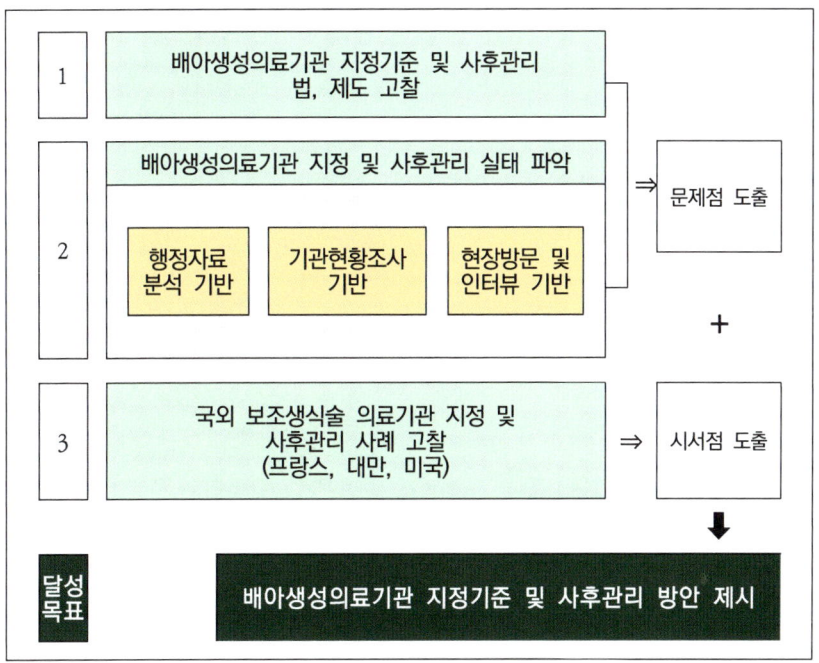

연구수행을 위해 첫째, 국내 배아생성의료기관 지정기준 및 사후관리 법, 제도 현황을 고찰하였다. 구체적으로 법령, 국내 보고서 등을 참고하여 관련 법, 배아생성의료기관 지정·운영 기관(조직), 지정기준, 지정절차, 지정취소기준, 사후관리 등을 살펴보았다.

둘째, 배아생성의료기관 지정 및 사후관리 실태를 파악하였다. 실태는 크게 ① 행정자료 분석, ② 배아생성의료기관 기관현황조사, ③ 배아생성의료기관 현장방문 및 배아생성 담당인력 대상 인터뷰를 통해서 파악하였다.

행정자료로는 보건복지부에서 매년 수집·조사하는 '배아생성 및 보관현황' 조사자료를 이용하였다. 기관현황조사는 2024년 배아생성의료기관 지정 기관을 대상으로 온라인 조사로 진행하였다. 기관조사를 통해서는 기관 지정현황 및 시술 실적, 인력 현황(의사, 간호인력, 배아생성 담당인력), 시설 및 관리 현황, 장비 및 관리 현황을 파악하였고, 현장방문 및 배아생성 담당인력을 대상으로 한 인터뷰를 통해서는 지정 및 사후관리 상의 문제점과 개선방안을 파악하였다.

셋째, 연구 결과를 바탕으로 현행 배아생성의료기관 지정 및 사후관리 상의 문제점을 파악하였다.

넷째, 개선방안 도출을 위해 프랑스, 대만, 미국의 보조생식술 의료기관의 지정 및 사후관리 제도를 고찰하였다.

다섯째, 연구 결과를 종합·분석하여 배아생성의료기관 지정기준 및 사후관리 방안을 모색하였다. 사후관리 방안은 단기 방안과 중·장기 방안을 구분하여 제시하였다.

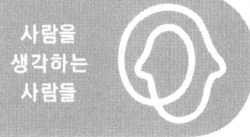

제2장

배아생성의료기관 지정기준 및 사후관리 현황

제1절 배아생성의료기관 지정 및 사후관리 제도
제2절 배아생성의료기관 지정 및 사후관리 실태
제3절 배아생성의료기관 지정기준 및 사후관리 문제점

제**2**장 배아생성의료기관 지정기준 및 사후관리 현황

제1절 배아생성의료기관 지정 및 사후관리 제도

1. 배아생성의료기관 지정

가. 관련 법

배아생성의료기관은 「생명윤리법」 제22조 1항에 임신 목적으로의 체외수정을 위하여 난자 또는 정자를 채취·보존하거나 이를 수정시켜 배아를 생성하고자 보건복지부장관으로부터 지정받은 의료기관을 말한다. 이들 기관은 난자 및 정자의 채취·보존, 수정 과정을 통해 배아를 생성하며, 생식세포와 배아를 직접 취급하는 만큼 윤리적·법적 규제의 적용을 받는다.

현행법 상 배아생성의료기관으로 지정받으려는 의료기관은 「생명윤리법」 제22조제2항 및 시행규칙 제17조에 따라 보건복지부령으로 정하는 시설, 장비 인력 등의 기준을 충족해야 한다.

배아생성의료기관의 지정 및 사후관리는 「생명윤리법」과 그 하위 법령(시행령 및 시행규칙)에 근거한다. 「생명윤리법」 제15조(배아생성의료기관의 지정), 제16조(지정의 취소 등), 제18조(기록의 보존 등)와 시행령 제7조(배아생성의료기관의 지정기준), 시행규칙 제11조(배아생성의료기관의 시설·장비 및 인력기준)가 이에 해당한다.

아래 표와 같이 「생명윤리법」 '제4장 배아 등의 생성과 연구'에서는 배아생성의료기관 지정, 배아생성에 관한 준수사항, 배아 생성 동의 절차, 보존 및 폐기 기준, 잔여배아 연구 활용, 연구계획 승인, 줄기세포 이용 등과

같은 보조생식술의 일부 요소를 규정하고 있다.

〈표 2-1〉「생명윤리 및 안전에 관한 법률」내 보조생식 관련 법 조항

구분	조항
	제4장 배아 등의 생성과 연구
제1절 인간 존엄과 정체성 보호	제20조(인간복제의 금지)

제2절 배아생성 의료기관	제22조(배아생성의료기관의 지정 등)
	① 체외수정을 위하여 난자 또는 정자를 채취·보존하거나 이를 수정시켜 배아를 생성하려는 의료기관은 보건복지부장관으로부터 배아생성의료기관으로 지정받아야 한다.
	② 배아생성의료기관으로 지정받으려는 의료기관은 보건복지부령으로 정하는 시설 및 인력 등을 갖추어야 한다.
	③ 배아생성의료기관의 지정 기준 및 절차 등에 관하여 필요한 사항은 보건복지부령으로 정한다.
	④ 제1항에 따라 지정을 받은 배아생성의료기관(이하 "배아생성의료기관"이라 한다)이 보건복지부령으로 정하는 중요한 사항을 변경할 경우에는 보건복지부장관에게 그 변경사항을 신고하여야 한다.
	⑤ 배아생성의료기관의 장은 휴업하거나 폐업하는 경우에는 보건복지부령으로 정하는 바에 따라 보건복지부장관에게 신고하여야 한다.
	⑥ 배아생성의료기관의 장은 휴업하거나 폐업할 때에 보건복지부령으로 정하는 바에 따라 보관 중인 배아, 생식세포 및 관련 서류를 보건복지부 또는 다른 배아생성의료기관으로 이관하여야 한다. 〈개정 2020. 8. 11.〉
	
	제23조(배아의 생성에 관한 준수사항)
	① 누구든지 임신 외의 목적으로 배아를 생성하여서는 아니된다.
	② 누구든지 배아를 생성할 때 다음 각 호의 어느 하나에 해당하는 행위를 하여서는 아니 된다.
	  1. 특정의 성을 선택할 목적으로 난자와 정자를 선별하여 수정시키는 행위
	  2. 사망한 사람의 난자 또는 정자로 수정하는 행위
	  3. 미성년자의 난자 또는 정자로 수정하는 행위. 다만, 혼인한 미성년자가 그 자녀를 얻기 위하여 수정하는 경우는 제외한다.
	③ 누구든지 금전, 재산상의 이익 또는 그 밖의 반대급부(反對給付)를 조건으로 배아나 난자 또는 정자를 제공 또는 이용하거나 이를 유인하거나 알선하여서는 아니된다.
	
	제24조(배아의 생성 등에 관한 동의)
	① 배아생성의료기관은 배아를 생성하기 위하여 난자 또는 정자를 채취할 때에는 다음 각 호의 사항에 대하여 난자 기증자, 정자 기증자, 체외수정 시술대상자 및 해당 기증자·시술대상자의 배우자가 있는 경우 그 배우자(이

구분	조항
	하 '동의권자'라 한다)의 서면동의를 받아야 한다. 다만, 장애인의 경우는 그 특성에 맞게 동의를 구하여야 한다. 1. 배아생성의 목적에 관한 사항 2. 배아·난자·정자의 보존기간 및 그 밖에 보존에 관한 사항 3. 배아· 난자· 정자의 폐기에 관한 사항 4. 잔여배아 및 잔여난자를 연구 목적으로 이용하는 것에 관한 사항 5. 동의의 변경 및 철회에 관한 사항 6. 동의권자의 권리 및 정보 보호, 그 밖에 보건복지부령으로 정하는 사람 ① 배아생성의료기관은 제1항에 따른 서면동의를 받기 전에 동의권자에게 제1항 각 호의 사항에 대하여 충분히 설명하여야 한다. ② 제1항에 따른 서면동의를 위한 동의서의 서식 및 보관 등에 필요한 사항은 보건복지부령으로 정한다. 제25조(배아의보존 및 폐기) 제26조(잔여배아 및 잔여난자의 제공) 제27조(난자 기증자의 보호 등) 제28조(배아생성의료기관의 준수사항 등) ① 배아생성의료기관은 다음 각 호의 사항을 준수하여야 한다. 〈개정 2015. 12. 29.〉 1. 제24조에 따른 동의서에 적힌 내용대로 배아·난자 및 정자를 취급할 것 2. 보건복지부령으로 정하는 바에 따라 잔여배아 및 잔여난자의 보존·취급 및 폐기 등의 관리를 철저히 할 것 3. 그 밖에 생명윤리 및 안전의 확보를 위하여 필요하다고 인정하여 보건복지부령으로 정하는 사항 ② 보건복지부장관은 배아의 생성 등에 관한 동의 등을 적절하게 관리하기 위하여 배아생성의료기관에 관한 표준운영지침을 정하고 배아생성의료기관에게 그 준수를 권장하여야 한다. 〈신설 2015. 12. 29.〉 [제목개정 2015. 12. 29.]
제3절 잔여배아 연구 등	제29조(잔여배아 연구) 제30조(배아연구계획서의 승인) 제31조(체세포복제배아등의 연구) 제32조(배아연구기관 등의 준수사항)
제4절 배아 줄기세포주	제33조(배아줄기세포주의 등록) 제34조(배아줄기세포주의 제공) 제35주(배아줄기세포주의 이용)

주: 「생명윤리 및 안전에 관한 법률」에서는 보조생식술이란 직접적인 용어는 사용하고 있지 않음.
출처: 「생명윤리 및 안전에 관한 법률」, 법률 제20327호, 2024

나. 지정 기준

「생명윤리법」 제22조제2항은 배아생성의료기관으로 지정받기 위해 갖추어야 할 시설 및 인력 등에 관한 기준을 보건복지부령으로 정하도록 규정하고 있고, 이를 근거하여, 동법 시행규칙 제17조 및 별표 1에서 지정대상 기관이 구비해야 할 최소한의 기준을 명시하고 있다. 한편, 「생명윤리법」 제28조는 보건복지부장관이 배아생성의료기관에 관한 표준운영지침을 정하여 배아생성의료기관 운영기준을 권장할 수 있도록 규정하고 있다. 비록 표준운영지침이 권고의 성격을 갖지만 대부분의 기관은 법과 표준운영지침에 근거하여 지정기준을 충족하고 있다.

「생명윤리법」과 표준운영지침에 명시되어 있는 배아생성의료기관 지정기준은 다음과 같다(〈표 2-2〉 참고).

우선, 시설 기준으로 생식세포 및 배아를 취급하는 공간은 청정 환경을 유지할 수 있도록 설계되어야 하며, 이를 위해 먼지의 안전한 외부 배출을 위한 방진시설과 신선한 공기 공급을 위한 환기장치가 필수적으로 구비되어야 한다. 또한, 진료실과 별도로 독립적인 난자채취실 및 정자채취실이 각각 1실 이상 확보되어야 하며, 배아 배양이 이루어지는 배양실은 배아생성의료기관 표준운영지침(2024)에 따라 외부인의 출입을 제한할 수 있는 독립된 공간으로 마련되는 것이 권장된다.

장비 기준으로는 초음파기기, 무균상자(Clean Bench), 이산화탄소 배양기, 현미경(미세세포조작기 포함), 냉장고 및 냉동고, 난자흡입기, 원심분리기, 항온판, 세포 계수기, 그리고 잠금장치가 부착된 배아보존용 액체질소탱크(LN2 tank)가 필수적으로 포함된다.

〈표 2-2〉 배아생성의료기관 지정기준: 시설 및 장비

구분	(「생명윤리법」 시행규칙 제17조제1항 관련 [별표1])	(배아생성의료기관 표준운영지침('24.1월 기준))
시설	가. 방진시설 나. 환기장치 다. 난자채취실 라. 정자채취실 마. 진료실	☑ 방진시설: 필수 (기준) 생식세포 및 배아를 취급하는 공간에 먼지가 없도록 먼지 제거와 제거된 먼지의 안전한 외부 배출을 돕는 공조 장치 확인 ☑ 환기장치: 필수 (기준) 생식세포 및 배아를 취급하는 작업 공간에서 오염된 공기를 외부로 배출하고 신선한 공기를 유입하는 장치 및 작업 공간 내 공기 상태(계기판 등) 확인 ☑ 난자채취실: 1실 이상 필수 (기준) 난자를 채취하는 장소로 채취 작업 및 처리 과정에서 오염이 발생하지 않도록 관리하기 위한 독립적인 공간 ☑ 정자채취실*: 1실 이상 필수 (기준) 정자를 채취하는 장소로 채취 작업 및 처리 과정에서 오염이 발생하지 않도록 관리하기 위한 독립적인 공간 (*채취실이라 함은 남성 스스로 수음(手淫)을 통해 정액을 체외로 확보하기 위한 공간을 말한다.) ☑ 진료실: 1실 이상 필수 (기준) 환자 진료를 위한 상담 및 처치 등이 이루어지는 공간(의료기관 내 일반적 진료실 관리 기준을 따름) ☑ 배양실 (기준) 채취된 배아의 배양 등을 수행하는 작업 공간으로 외부인의 이동이나 접촉을 제한할 수 있는 설비와 방진시설 및 환기장치 등을 갖추고 있는 공간(독립적 시설로 갖출 것을 권장)
장비	가. 초음파기기 나. 무균상자(Clean Bench) 다. 이산화탄소 배양기 라. 현미경(ICSI(세포질 내 정자주입술)를 수행할 경우에는 미세세포조작기(Micromanipulator)를 포함) 마. 냉장고 및 냉동고 바. 난자흡입기 사. 원심분리기 아. 항온판 자. 세포 계수기 차. 잠금장치가 부착된 배아보관용 액체 질소탱크 (LN$_2$ tank)	☑ 초음파기기 ☑ 무균상자(Clean Bench) ☑ 이산화탄소 배양기 ☑ 현미경(ICSI(세포질 내 정자주입술)를 수행할 경우에는 미세세포조작기(Micromanipulator)를 포함) ☑ 냉장고 및 냉동고 ☑ 난자흡입기 ☑ 원심분리기 ☑ 항온판 ☑ 세포 계수기 ☑ 잠금장치가 부착된 배아보관용 액체 질소탱크(LN$_2$ tank) (기준) 채취된 생식세포나 배아를 보존하기 위해 잠금장치가 부착된 액체 질소탱크뿐 아니라, 해당 시설의 관리를 위한 접근 제한 기준과 절차, 탱크 오작동 방지 등 안전장치 등 수반

출처: (좌) 「생명윤리 및 안전에 관한 법률 시행규칙」, [별표 1] 배아생성의료기관의 시설 및 인력 등에 관한 기준, 보건복지부령 제1048호, 2024. (우) 배아생성의료기관 표준운영지침, 보건복지부·국가생명윤리정책원, 2024. pp.11~12.

배아생성의료기관으로 지정받기 위해서는 〈표 2-3〉과 같이 인력 기준도 충족해야 한다. 배아생성 관련 시술을 담당할 의사는 산부인과 전문의이거나, 3년 이상의 배아생성 시술 경험과 보건복지부에서 정한 배아생성 교육을 이수한 전문의 또는 일반의가 최소 1명 이상 있어야 한다. 배아생성 시술을 보조하는 간호 인력으로 간호사 또는 2년 이상의 관련 경력을 가진 간호조무사를 1명 이상 두어야 한다.

아울러, 배아의 배양, 보관 및 관리 등을 담당하는 배아생성 담당인력은 2년 이상의 배아생성 관련 경력을 보유하고, 의학, 생물학, 유전공학 등 배아생성 관련 학문을 이수한 사람으로 최소 1명 이상 배치되어야 한다. 이 경우, 보건복지부 장관의 승인하에 의료기관 간 배아생성 담당인력을 공유할 수도 있다.

현행 「생명윤리법」은 배아생성의료기관의 지정관련 사항을 명확히 정의하거나 규정하지 않고 있다. 다만, 이와 관련하여 최근 2024년 1월 배아생성의료기관 표준운영지침이 개정됨에 따라 배아생성 담당인력은 2명 이상 둘 것을 권장하고 있으며 학력 및 전공과 관련된 구체적인 기준도 제안되었다 (표 2-3).

〈표 2-3〉 배아생성의료기관 지정기준: 인력

(「생명윤리법」 시행규칙 제17조제1항 관련 [별표 1])	(배아생성의료기관 표준운영지침('24.1월 기준))
가. 산부인과 전문의 또는 다음을 요건을 모두 갖춘 전문의나 일반의 1명 이상 두어야 함. 1) 3년 이상 배아생성 관련 시술을 계속하였을 것 2) 보건복지부장관이 정하는 바에 따라 배아생성교육을 수료하였을 것	(1) 의사 ○ 산부인과 전문의 또는 다음의 요건을 모두 갖춘 전문의나 일반의를 1명 이상 두어야 한다. ☑ 3년 이상 배아생성 관련 시술을 계속 하였을 것 ☑ 보건복지부장관이 정하는 바에 따라 배아생성교육을 수료하였을 것 (기준) 3년 이상의 시술 경력이나 전문 학회 등에서 제공하는 관련 교육 수료를 확인할 수 있는 서류 요청할 수 있음 (2) 간호인력 ○ 배아생성 관련 시술을 보조하는 간호사 또는 경력 2년 이상

(「생명윤리법」 시행규칙 제17조제1항 관련 [별표 1])	(배아생성의료기관 표준운영지침('24.1월 기준))
나. 배아생성 관련 시술을 보조하는 간호사 또는 경력 2년 이상인 간호조무사를 1명 이상 두어야 함 다. 가목에 따른 의사를 도와 정자 및 난자를 체외수정한 배아의 배양, 보관 및 관리 등의 업무를 담당하는 인력으로서 다음의 요건을 갖춘 사람을 1명 이상 두어야 함. 이 경우 보건복지부장관이 정하는 바에 따라 의료기관 간에 배아생성 담당인력을 공유할 수 있음. 1) 배아생성 관련 분야의 경력이 2년 이상일 것 2) 3년제 이상의 대학에서 의학, 생물학, 수의학, 발생공학, 축산학, 유전공학, 분자생물학 또는 임상병리학 등의 배아생성 관련 학과를 이수한 사람일 것	인 간호조무사를 1명 이상 두어야 한다. (기준) 2년 이상의 경력을 확인할 수 있는 서류 요청할 수 있음. (3) 배아생성 담당인력 ○ 의사를 도와 정자 및 난자를 체외수정한 배아의 배양, 보관 및 관리 등의 업무를 담당하는 인력으로 다음 요건을 갖춘 사람을 **1명 이상 두어야 하나, 2명 이상 둘 것을 권장한다.** ☑ 배아생성 관련 분야의 경력이 2년 이상일 것 ☑ 3년제 이상의 대학에서 의학·생물학·수의학·발생공학·축산학·유전공학·분자 생물학 또는 임상병리학 등의 배아생성 관련 학과를 이수한 사람일 것 1. 「의료기사등에 관한 법률」에 따른 의료기사가 아니더라도 「생명윤리법」에 따라 의사를 도와 정자 또는 난자, 체외수정한 배아의 배양, 보관 및 관리 등의 업무수행 가능. 2. 구체적 기준 1) 3년제 이상의 대학이란 3년제 이상의 학사와 석사, 박사를 포함 2) 의학·생물학·수의학·발생공학·축산학·유전공학·분자생물학 또는 임상병리학 등의 배아생성관련학과를 이수한 사람이란, ① 상기명시된 학과를 전공하였거나 ② 해당 학과의 전공자 수준으로 배아생성과 관련한 학과에서 관련과목을 이수한 사람을 의미하며, 배아생성 관련 과목이수를 확인하기 위한 서류를 요청할 수 있음 3) ②에 해당하는 인력여부 판별이 모호할 시, 질병관리청이 설치한 배아생성의료기관 자문위원회에 해당 사례에 대해 검토를 요청할 수 있으며 자문위원회는 해당 인력의 전문성을 판별하기 위해 해당 인력의 학과가 ▲ 관련 소계열* (생물학, 농업학, 생명과학 동물·수의학, 의학)에 포함되는지, 해당 인력이 전문성을 갖출 만큼 ▲ 관련 과목을 이수했는지를 검토함 *교육부 산하 한국교육개발원이 매년 발간하는 「학과(전공) 분류자료집」에서 학과를 소계열로 분류 ○ 다만, 보건복지부장관이 정하는 바에 따라 의료기관 간에 배아생성 담당인력을 공유할 수 있다. 이때 배아생성 담당인력의 공유에 관한 자세한 사항은 다음과 같다. ☑ 신규 신청기관에서 요건을 충족하는 전담인력 채용이 어렵고 안정적 시행을 위해 충분한 경험이 있는 인력에 의한 지원 공유 가능

(「생명윤리법」 시행규칙 제17조제1항 관련 [별표 1])	(배아생성의료기관 표준운영지침('24.1월 기준))
	- 다만, 해당 공유인력의 전문성(대한배아전문가협의회 기준 수석급 또는 책임급 이상)을 확인할 수 있어야 함. ☑ 그밖에 시술 건수 등 실적 미흡으로 전담인력 채용이 어려운 경우에는 해당 인력이 소속된 원 기관과 공유기관 간 운영의 효율성을 확인할 수 있도록 관리되어야 함. - 원 기관과 공유기관의 총 시술 건수가 해당 인력으로 충분하게 관리되고 있다는 것을 확인할 수 있는 월별 시술 현황(필요시 관련 문서의 제출을 요청할 수 있음) 관리 ☑ 배아생성 담당인력을 공유하고자 하는 기관은 지정신청서 제출시, 기관 간 담당인력이 실명으로 기재된 공유협약서(권고서식 [제1호서식]) 사본을 첨부하여야 한다.

출처: (좌) 「생명윤리 및 안전에 관한 법률 시행규칙」, [별표 1] 배아생성의료기관의 시설 및 인력 등에 관한 기준, 보건복지부령 제1048호, 2024, (우) 배아생성의료기관 표준운영지침, 보건복지부·국가생명윤리정책원, 2024. pp.12~14.

다. 지정 절차

배아생성의료기관 지정 절차는 신청서 작성부터 지정서 발급까지 단계적으로 진행된다 (그림 2-1). 지정받으려는 자는 배아생성의료기관 지정 신청서를 작성하여 질병관리청장에게 제출해야 하며(시행규칙 제17조제2항), 이후 질병관리청에서 이를 접수하고 검토 절차를 시작한다. 검토 과정에서는 제출된 신청서와 첨부 서류가 지정 기준에 부합하는지 확인하며, 시설, 장비, 인력 요건 충족 여부를 평가하기 위해 현장 실사가 함께 이루어진다.

현지 확인을 포함한 종합적인 검토 결과를 바탕으로 질병관리청장은 지정 여부를 결정한다. 이 과정에서 필요에 따라 신청자에게 수정 및 보완을 요구하거나 전문가 자문을 요청할 수도 있다. 최종적으로 지정이 승인되면 신청자에게 배아생성의료기관 지정서가 발급된다(시행규칙 제17조제4항). 이러한 절차는 「생명윤리법」 제61조제1항 및 시행령 제24조제1항에 따라 보건복지부장관이 아닌 질병관리청장이 위임받아 수행하며, 신청자는 이에 따라 서류를 준비하고 심사를 받아야 한다.

[그림 2-1] 배아생성의료기관 지정 신청 절차

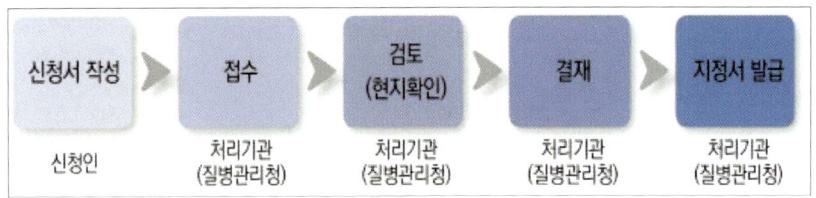

출처: "배아생성의료기관 표준운영지침". 보건복지부·국가생명윤리정책원, 2024, p.18.

라. 변경 및 휴·폐업

또한, 배아생성의료기관에서 변경이 발생할 경우, 「생명윤리법」 제22조제4항에 따라 해당 사유가 발생한 날로부터 30일 이내에 질병관리청장에게 변경 사항을 신고해야 한다. 변경 대상은 기관의 소재지, 명칭, 기관장, 시설 및 인력 등이며, 각 변경 유형에 따라 필요한 증빙서류를 첨부하여 제출해야 한다. 기관의 소재지 또는 명칭, 기관장이 변경된 경우에는 의료기관 개설신고 확인증 또는 의료기관 개설허가증 사본 등 변경 사실을 확인할 수 있는 근거 서류를 제출해야 한다. 시설 변경이 발생한 경우에는 시설 변경 신고서를 작성하고, 변경 사항을 확인할 수 있는 시설 평면도 및 내부 사진을 함께 제출해야 한다. 인력 변경 시에는 인력 변경 신고서를 작성하고, 변경된 인력의 자격을 증빙할 수 있는 관련 서류를 첨부하여 신고해야 한다.

만일 배아생성의료기관이 1개월 이상 휴업하거나 폐업하는 경우, 「생명윤리법」 제22조제5항 및 시행규칙 제19조에 따라 사유가 발생한 날로부터 30일 이내에 질병관리청장에게 신고해야 한다. 이때, 질병관리청에 배아생성의료기관 휴·폐업 신고서를 제출해야 하며, 추가적으로 배아 및 생식세포 처리계획서, 배아 및 생식세포 보관 현황, 배아생성의료기관 지정서 원본(폐업의 경우) 등을 함께 제출해야 한다. 보존 중인 배아 및 생식세포의 처리는 신고 시 제출한 처리계획서에 따라 진행하는 것을 원칙으로 하되, 이관 또는 폐기가 필요한 경우에는 동의권자의 동의를 고려하여 적절하게 조치해야 한다.

2. 배아생성의료기관 사후관리

가. 자체 서면점검

「생명윤리법」 제54조(보고와 조사)에 따라, 배아생성의료기관은 자체 점검을 통해 법령에서 정하는 사항의 이행 여부를 확인하고, 이를 통해 생명윤리 및 안전을 확보하며 기관의 윤리의식을 제고하고 있다. 배아생성의료기관의 지정 권한을 위임받은 질병관리청은 질병보건통합관리시스템을 활용하여 자체 서면점검표를 배포하고 점검 결과를 취합한 후, 이를 기관 현황을 파악하는 근거 자료로 활용한다. 1년 주기로 시행되며, 점검은 의료기관이 법적 준수사항 이행여부를 서면점검표에 체크하여 자가 보고하는 형태로 이루어진다. 한편 해당 보고에 이상이 있을 경우 동법에 의거, 현장 확인이나 서류 보완 조치를 병행할 수 있다.

주요 점검 항목에는 배아생성의료기관의 시설, 장비, 인력 및 관리에 관한 지정 기준, 변경신고 유무, 동의서 구득, 배아 보존기간 준수 및 폐기 등의 배아생성의료기관 준수사항, 잔여배아 및 잔여생식세포 제공, 생식세포 기증자의 보호, 기관위원회의 설치 및 운영 등이 포함되며, 보다 구체적인 사항은 〈표 2-4〉와 같다.

〈표 2-4〉 배아생성의료기관 지정기준

기준	주요 확인사항	문항 수 (95)
배아생성 의료기관 기준	■ 시설, 장비, 인력 확보 ■ 시설 및 장비 관리	9
배아생성 의료기관 준수사항	■ 변경신고 유무 ■ 동의서 구득 여부 및 충분한 설명 여부 ■ 동의서(배아생성, 생식세포 동결 보존, 생식세포 기증 및 수증, 연구 이용) 관리 ■ 배아 등의 보존기간 준수 및 폐기사항 기록 ■ 동의권자의 동의사항 설명, 이관 시 준수사항	25
잔여배아 및 잔여생식세포의 제공	■ 잔여배아 및 난자의 제공현황, 잔여배아 등의 동의 관리 ■ 잔여배아 등 연구의 제공 및 개인정보 보호, 기록 관리	17
생식세포 기증자의 보호	■ 기증 현황 및 동의서 구득, 충분한 설명 여부 ■ 건강검진 실시 및 기준 적합 여부, 난자 채취 빈도 제한 ■ 실비보상 및 기관위원회 보고 현황	28
기관위원회 설치 및 운영	■ 기관위원회 설치 및 등록 ■ 기관위원회 구성 및 운영사항, 업무	16

출처: "2023년 배아생성의료기관 서면점검표 작성 안내(안)". 질병관리청 국립보건연구원 연구지원과, 2023 p.3.

나. 보조생식 관련 데이터 등록 관리

「생명윤리법」 제26조, 제54조에 의거, 배아생성의료기관은 배아 보관 및 제공 현황을 기록 보존하고, 이를 보건복지부 장관에게 보고해야 한다. 「생명윤리법」 제26조 및 시행규칙 및 제22조제4항에 따르면, 배아생성의료기관은 잔여배아 및 잔여난자의 보존 및 제공에 관한 사항을 매년 다음 해 2월까지 보건복지부장관(위임 기관인 국립생명윤리정책원 포함)에게 보고해야 한다(김명희 외, 2019, p.32.). 제출된 자료는 배아 및 생식세포 관리 현황 통계를 생산하여 기초자료로 활용하며, 자체 서면점검 결과와 함께 기관의 지정 유지, 행정지도, 필요시 현장실사 시 판단의 근거로 활용된다. 만약 보고 의무를 다하지 않거나, 허위 보고, 또는 기록 누락이 적발될 경우에는 「생명윤리법」 제55조~57조에 따라 경고, 업무정지, 지정 취소 등의 제재를 받을 수 있다.

또한, 배아생성의료기관은 「생명윤리법 시행규칙」 제22조제5항에 따라 잔여배아, 잔여난자, 잔여정자에 관리번호를 부여하여 보존하도록 규정하고 있으며, 「생명윤리법」 제25조제4항에 따라 배아 폐기에 관한 사항을 기록·보관해야 한다. 이에 따라, 기관은 시행규칙 별지 제17호에 따라 배아폐기대장을 작성하고 담당자의 서명과 기관장의 확인을 받은 후 5년간 보관해야 하며, 잔여난자 및 잔여정자에 대해서도 동일한 방식으로 기록·보관할 것이 권장된다(김명희 외, 2019).

다. 지정 취소

기관 자체 서면점검 결과, 시설과 인력 기준 등의 지정 기준 등을 충족하지 못한 배아생성의료기관은 행정처분을 받을 수 있다. 즉, 1회 위반 시 1개월 영업정지, 2회 위반 시 6개월 영업정지가 부과되며, 같은 위반 사항이 3회 이상 반복될 경우 지정이 취소된다. 이와 함께, 「생명윤리법」 제23조제3항(배아의 생성에 관한 준수사항), 제24조제2항(배아의 생성 등에 관한 동의), 제25조제4항(배아의 보존 및 폐기), 제27조제1항·2항·3항(생식세포 기증자의 보호 등) 등을 위반한 경우에도 지정이 취소되거나 업무가 정지될 수 있다. 그러나 지정 취소의 법적 기준은 마련되어 있는 반면, 이를 위한 명확한 평가 기준에 대한 법적 근거는 부재한 상황이다.

제2절 배아생성의료기관 지정 및 사후관리 실태

1. 행정자료를 통해 살펴본 지정 운영 현황

가. 배아생성의료기관 지정 및 취소 현황

배아생성의료기관 지정 현황은 공공데이터포털(data.go.kr)을 통해 질병관리청이 공개하고 있다. 지정 기관 수는 2019년 154개소, 2020년 157개소, 2021년 156개소, 2022년 156개소, 2023년 155개소로, 최근 5년간 큰 변동 없이 유지되고 있다. 반면, 지정취소 현황은 지정 현황과 달리 공식적으로 공개되는 자료가 없어 확인이 불가하다.

〈표 2-5〉 배아생성의료기관 지정현황

(단위: 개소, 연도말 기준)

구분	'15	'16	'17	'18	'19	'20	'21	'22	'23
지정기관	152	158	157	160	154	157	156	156	155

출처: 2015~2023년도 배아생성의료기관현황, 질병관리청 (2024년 공공데이터포털(data.go.kr)을 통해 제공받음), 해당 자료를 참고하여 저자 작성

나. 배아생성의료기관 배아 생성·보관 현황 및 시술 현황

1) 배아 생성, 이용, 폐기 및 보관 현황

2017년 난임시술이 건강보험 급여화됨에 따라 배아 생성량과 배아 폐기량은 2017년 이후 급격히 증가했지만, 임신 이용량과 배아 보관량은 감소하는 경향을 보였다.

[그림 2-2] 배아 생성, 이용, 폐기 및 보관 현황(2013~2022년)

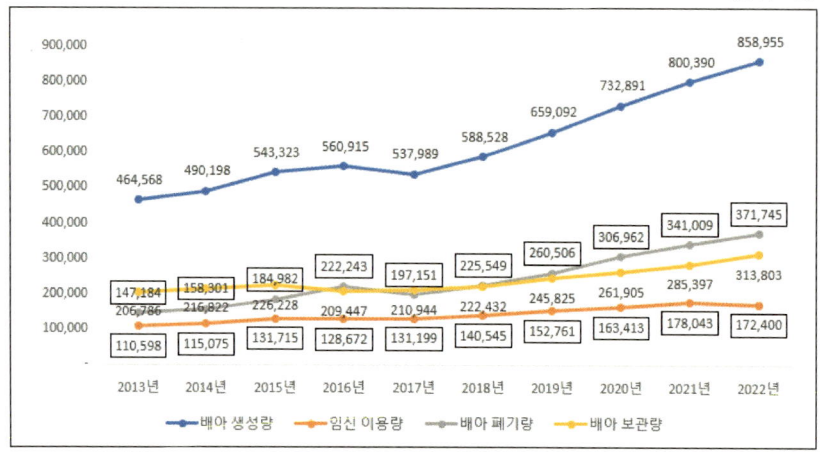

주: 배아생성량, 임신이용량, 배아폐기량, 배아보관량 모두 전년 이월량이 포함된 수치임.
출처: 2013~2022년도 배아 보관 및 제공 현황 조사결과. 보건복지부, (2023년 정보공개포털 (www.open.go.kr)을 통해 제공받음), 해당 자료를 참고하여 저자 작성

구체적으로 살펴보면, 2017년 총 생성된 배아(이월량 포함) 중 임신에 이용한 배아 비율은 24.4%, 폐기된 배아는 36.6%이었으나, 2022년에는 임신에 이용한 배아 비율은 20.1%로 4.3%p 감소하였고, 폐기된 배아 비율은 43.3%로 6.6%p 증가하여 임신에 이용된 배아의 비율은 감소하고, 폐기된 배아의 비율은 증가하는 추세를 보였다.

같은 기간 동안 보관된 배아의 비율은 서서히 감소하는 경향을 보였다. 반면, 연구 목적의 배아 제공은 2015년 398건과 2017년 8건을 제외하면 2013년 이후 단 한 건도 없었다.

〈표 2-6〉 배아 생성, 이용, 폐기 및 보관 현황(2013~2022년)

(단위 : 건, %)

연도	구분	배아 생성량	임신 이용량	배아 폐기량	연구 제공량	배아 보관량
2013	신규	264,772	97,065	114,869	0	52,838
	이월	199,796	13,533	32,315	0	153,948
	계	464,568 (100)	110,598 (23.8)	147,184 (31.7)	0	206,786 (44.5)
2014	신규	283,412	99,802	120,012	0	63,598
	이월	206,786	15,273	38,289	0	153,224
	계	490,198 (100)	115,075 (23.5)	158,301 (32.3)	0	216,822 (44.2)
2015	신규	326,501	113,453	140,447	0	72,601
	이월	216,822	18,262	44,535	0	153,627
	계	543,323 (100)	131,715 (24.2)	184,982 (34.0)	398	226,228 (41.6)
2016	신규	334,687	109,216	156,713	0	68,205
	이월	226,228	19,456	65,530	0	141,242
	계	560,915 (100)	128,672 (22.9)	222,243 (39.6)	0	209,447 (37.3)
2017	신규	342,925	112,988	159,694	0	70,243
	이월	195,064	18,211	37,457	8	140,01
	계	537,989 (100)	131,199 (24.4)	197,151 (36.6)	8	210,944 (39.2)
2018	신규	383,287	119,812	185,670	0	77,803
	이월	205,241	20,733	39,879	0	144,629
	계	588,528 (100)	140,545 (23.9)	225,549 (38.3)	0	222,432 (37.8)
2019	신규	427,818	129,713	215,019	0	83,086
	이월	231,274	23,048	45,487	0	162,739
	계	659,092 (100)	152,761 (23.2)	260,506 (39.5)	0	245,825 (37.3)
2020	신규	497,133	137,946	252,930	0	104,554)
	이월	235,758	25,467	54,032	0	157,351
	계	732,891 (100)	163,413 (22.3)	306,962 (41.9)	0	261,905 (23.8)
2021	신규	550,724	147,590	286,833	0	116,301
	이월	249,666	30,453	54,176	0	168,996
	계	800,390 (100)	178,043 (22.2)	341,009 (42.6)	0	285,397 (23.8)
2022	신규	567,020	139,547	310,509	0	115,957
	이월	291,935	32,853	61,236	0	197,846
	계	858,955 (100)	172,400 (20.1)	371,745 (43.3)	0	313,803 (23.8)

출처: 2013~2022년도 배아 보관 및 제공 현황 조사결과. 보건복지부, (2023년 정보공개포털 (www.open.go.kr)을 통해 제공받음), 해당 자료를 참고하여 저자 작성

최근 10년간 난자와 정자의 동결보존 건수도 전반적으로 증가하는 추세를 보였다. 특히 난자 보존량은 매우 가파른 증가세를 보였다. 2016년 10,365개였던 난자 보존량은 2018년 22,641개로 약 2.5배 증가하였고, 2020년 44,122개에서 2022년에는 85,159개로 2배 가까이 증가하여 2016년 대비 무려 8.2배 증가한 것으로 나타났다.

정자의 경우는 난자만큼 가파른 증가세는 아니지만, 2013년 49,832 vial에서 2022년 67,568개(vial+straw 기준)로 꾸준히 증가하였다.

〈표 2-7〉 동결보존 난자, 정자 보관 현황(2013~2022년)

(단위: 개, 명)

연도	난자		난자조직		정자		정소조직	
	기관수	보관량	기관수	보관량	기관수	보관량	기관수	보관량
2013	39	5,348	10	813	101	49,832(v)	64	14,270
2014	47	6,851	12	856	111	54,922(v)	83	15,753
2015	48	8,018	12	966	111	54,781(v)	83	14,846
2016	57	10,365	12	1,068	114	57,405(v)	84	11,937
2017	58	13,865	12	1223	116	58,349	48,147(v) 10,202(s)	87	10,655	9,212(v) 1,443(s)
2018	65	22,641	13	886	123	58,443	47,312(v) 11,131(s)	90	8,186	7,194(v) 992(s)
2019	78	34,168	12	825	124	63,434	49,046(v) 14,388(s)	93	8,984	7,426(v) 1,558(s)
2020	81	44,122	9	372	125	60,203	47,208(v) 12,995(s)	99	7,911	6,133(v) 1,778(s)
2021	91	66,752	13	867	131	65,429	51,063(v) 14,366(s)	99	8,984	7,426(v) 1,558(s)
2022	97	85,159	13	799	130	67,568	53,285(v) 14,283(s)	97	7,911	6,133(v) 1,778(s)

주: 난자 보관량 단위는 개수, 정자 보관량 단위는 vial(v), straw(s)
출처: 2013~2022년도 배아 보관 및 제공 현황 조사결과. 보건복지부, (2023년 정보공개포털 (www.open.go.kr)을 통해 제공받음), 해당 자료를 참고하여 저자 작성

2) 시술 현황

보건복지부 '배아 보관 및 제공 현황 조사결과'에 의하면, 2013년 체외수정시술 건수는 53,978건, 2016년 80,068건, 2019년 105,311건, 2022년 151,098건으로 매년 증가 추세를 보였다. 특히 체외수정 시술 건수는 난임시술이 건강보험 적용 직후인 2018년부터 급격히 증가하였다. 이에 반해 배아생성의료기관 내 자궁내정자주입술 시술 건수는 약간의 변동은 있으나, 2014년 이후 감소하였다.

[그림 2-3] 체외수정시술 및 자궁내정자주입술 시술 건수(2013~2022년)

(단위 : 건)

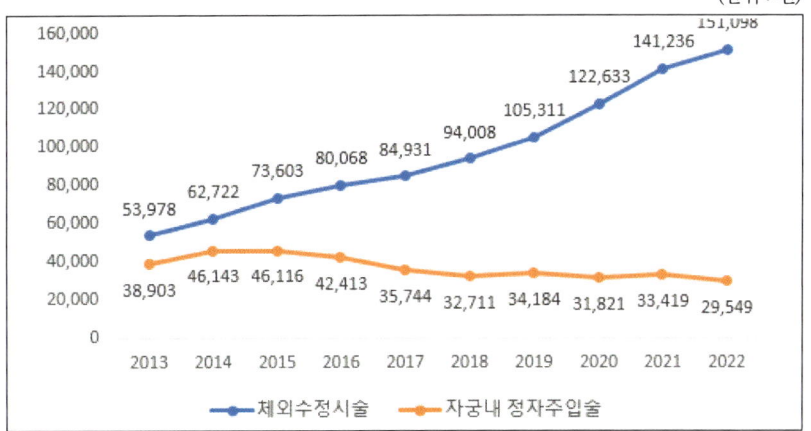

출처: 2013~2022년도 배아 보관 및 제공 현황 조사결과. 보건복지부, (2023년 정보공개포털 (www.open.go.kr)을 통해 제공받음), 해당 자료를 참고하여 저자 작성

〈표 2-8〉 체외수정시술 및 자궁내정자주입술 시술 건수(2013~2022년)

(단위 : 건, %)

연도	체외수정시술	자궁내정자주입술(IUI)	합계
2013	53,978 (58.1)	38,903 (41.9)	92,881 (100.0)
2014	62,722 (57.6)	46,143 (42.4)	108,865 (100.0)
2015	73,603 (61.5)	46,116 (38.5)	119,719 (100.0)

연도	체외수정시술	자궁내정자주입술(IUI)	합계
2016	80,068 (65.4)	42,413 (34.6)	122,481 (100.0)
2017	84,931 (70.4)	35,744 (29.6)	120,675 (100.0)
2018	94,008 (74.2)	32,711 (25.8)	126,719 (100.0)
2019	105,311 (75.5)	34,184 (24.5)	139,495 (100.0)
2020	122,633 (79.4)	31,821 (20.6)	154,454 (100.0)
2021	141,236 (80.9)	33,419 (19.1)	174,655 (100.0)
2022	151,098 (83.6)	29,549 (16.4)	180,647 (100.0)
연평균증감율	12.1%	3.0%	6.9%
최근 5년 연평균증감율	5.4%	-1.1%	4.0%

주: CAGR 연평균증가율
출처: 2013~2022년도 배아 보관 및 제공 현황 조사결과. 보건복지부, (2023년 정보공개포털 (www.open.go.kr)을 통해 제공받음), 해당 자료를 참고하여 저자 작성

체외수정시술의 경우 난자세포질내 정자주입술(ICSI), 일반 체외수정시술(IVF-ET), 자연주기 체외수정시술(Natural Cycle IVF), 냉동보존 배아이식 시술건수 모두 2013년에 비해 시술 건수가 증가하였다. 정도의 차이는 있으나 지난 10년간 ICSI는 연평균 12.1%, IVF-ET는 3.1%, Natural Cycle IVF는 13.5%, 냉동보존 배아이식 시술 건수는 17.6% 증가하였다. 다만, Natural Cycle IVF 시술건수는 최근 들어 감소 경향을 보였다.

〈표 2-9〉 시술종류별 체외수정시술 현황(2013~2022년)

(단위 : 건, %)

연도	ICSI	IVF-ET	ZIFT	GIFT	Nnatural Cycle IVF	냉동보존 배아이식	계
2013	27,343	12,880	0	0	874	12,881	53,978
2014	32,665	13,442	0	0	1,522	15,093	62,722
2015	37,565	15,054	1	0	1,891	19,035	73,603
2016	42,434	12,359	0	0	2,764	22,511	80,068
2017	44,602	12,446	0	0	2,990	24,893	84,931
2018	45,880	16,901	0	0	3,087	28,140	94,008

연도	ICSI	IVF-ET	ZIFT	GIFT	Nnatural Cycle IVF	냉동보존 배아이식	계
2019	51,327	17,954	0	0	2,915	33,115	105,311
2020	60,080	18,284	0	0	3,236	41,033	122,633
2021	67,670	20,689	0	0	3,020	49,857	141,236
2022	76,198	16,906	0	0	2,737	55,262	151,098
연평균증감율	12.1%	3.1%	-	-	13.5%	17.6%	3.0%
최근 5년 연평균증감율	6.1%	3.5%	-	-	-1.0%	9.3%	2.1%

주1: ICSI: 난자세포질내 정자주입술, IVF-ET: 일반 체외수정시술, ZIFT: 접합자 난관내 이식, GIFT: 생식세포 난관내 이식, Natural Cycle IVF: 자연주기 체외수정시술
주2: CAGR 연평균증가율
출처: 2013~2022년도 배아 보관 및 제공 현황 조사결과. 보건복지부, (2023년 정보공개포털 (www.open.go.kr)을 통해 제공받음), 해당 자료를 참고하여 저자 작성

2022년 전체 체외수정시술 건 중 50.4%가 ICSI 시술 건이었고, 36.6%는 냉동보존 배아이식 건, 11.2%는 IVF-ET 건이었다. 시술 유형 중 ICSI 시술 건은 매년 50%대로 일정 수준을 유지하고 있으나, 냉동보존 배아이식 건은 증가 추세를, IVF-ET 시술 건은 감소 추세를 보였다.

[그림 2-4] 시술종류별 체외수정시술 비중(2013~2022년)

(단위 : 건)

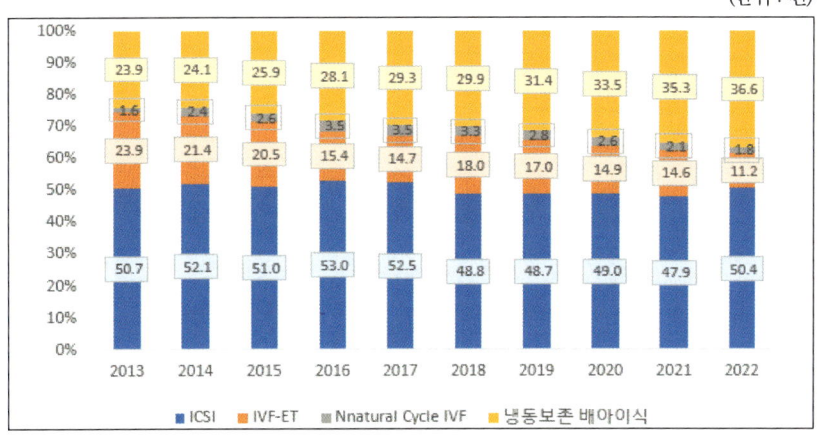

출처: 2013~2022년도 배아 보관 및 제공 현황 조사결과. 보건복지부, (2023년 정보공개포털 (www.open.go.kr)을 통해 제공받음), 해당 자료를 참고하여 저자 작성

2. 기관 현황조사를 통해 살펴본 지정 운영 현황

가. 기관 현황조사 개요

배아생성의료기관 지정 운영 현황을 파악하기 위해 전국 배아생성의료기관을 대상으로 인력·시설·장비 운영 현황을 조사하였다.

조사기관 대상은 2023년 12월 말 기준, 전국 배아생성의료기관 148개 기관(휴업한 8개 기관 제외) 중 2024년 조사 준비시점에 폐업 또는 휴업으로 조사가 불가능한 4개 기관을 제외한 총 144개 기관이며, 조사는 보건복지부 협조하에 온라인 설문조사 방식으로 진행하였다.

조사는 2024년 8월 9일부터 2024년 11월 29일까지 약 4개월 동안 진행하였다. 실제 조사는 8월 9일부터 9월 6일까지 약 1개월 간 진행하였고, 미참여 기관 독려 및 참여 기관 대상 보완 조사를 위해 11월 29일까지 조사를 실시하였다.

조사내용은 ① 인력 및 시술현황, ② 시설 및 관리 현황, ③ 장비 및 관리 현황으로 구성하였다. 세부 조사항목은 아래 표와 같다.

〈표 2-10〉 기관현황조사 조사항목

조사영역	조사항목	조사시점
1. 인력 및 시술현황	• 해당 기관에서 근무하고 있는(또는 근무한 적이 있는) 의사, 간호사, 배아생성 담당인력의 자격, 경력, 입사/퇴사년월 • 배아생성 담당인력 학위, 전공, 질병관리청 인력 등록 여부, 공유인력 운영 여부 • 시술 유형(Conventional (or Standard) IVF, ICSI, Cryopreserved (or Frozen - Thawed) ET)별 시술 건수	지난 1년 (`23.1.1.~ `23.12.31)
2. 시설 및 관리현황	• 독립된 배양실 설치 유무 (추가질문) • 방진시설 유무와 종류, 환기장치 유무, 난자채취실 유무, 정자채취실 유무와 독립공간 여부, 진료실 유무, 동결배아생식세포 보관실 유무 및 독립공간, 잠금장치 설치 유무, 무정전 전원공급장치(UPS) 유무	조사 시점

조사영역	조사항목	조사시점
	• 배아 배양실의 공기청정도, 방진시설의 관리(헤파필터 교체 등), 미생물 배양검사 주기, (추가질문: 미생물 배양검사 대상 및 방법), 온도/습도 관리 주기	
3. 장비 및 관리 현황	• 12개 장비(초음파기기, 무균상자/무균작업대, 이산화탄소 배양기, 현미경, 미세세포조작기, 냉장고 및 냉동고(보조생식술용), 난자흡입기, 원심분리기, 항온판, 세포계수기, 잠금장치가 부착된 배아보존용 액체 질소탱크, 난자채취실 내 응급장비)의 보유 여부, 수량, 점검 주기, 자가 및 외부 점검 여부, 점검 일지 작성 여부	조사 시점

나. 기관현황조사 결과

1) 일반적 특성

   (1) 응답기관 현황

기관 현황조사 응답률은 70.8%로, 전체 144개소 중 102개소가 조사에 참여하였다. 기관 유형별로는 의원급 기관이 75.7%, 병원급 기관이 71.9%, 종합병원 기관이 68.2%, 상급종합병원이 55.0% 응답하였다. 지역별로는 30개소 이상의 기관이 분포하는 서울과 경기가 각각 77.1%, 66.7%의 응답률을 보였고 인천 85.7%, 강원·경북·충남 80.0%, 대구 77.8%, 광주 75.0%, 부산·대전 71.4%, 경남 66.7, 전북 62.5%, 울산·세종·충북 50.0%, 전남·제주가 0.0%의 응답률을 보였다.

⟨표 2-11⟩ 배아생성의료기관 기관현황조사 대상 및 응답 기관 현황

(단위 : 개소, %)

구분	항목	조사 대상 기관[1]		조사 응답 기관[2]	
		N	%	N	%
전체		144	100.0	102	70.8
기관 유형	의원	70	48.6	53	75.7
	병원	32	22.2	23	71.9
	종합병원	22	15.3	15	68.2
	상급종합	20	13.9	11	55.0
지역	서울특별시	35	24.3	27	77.1
	부산광역시	14	9.7	10	71.4
	대구광역시	9	6.3	7	77.8
	인천광역시	7	4.9	6	85.7
	광주광역시	4	2.8	3	75.0
	대전광역시	7	4.9	5	71.4
	울산광역시	2	1.4	1	50.0
	세종특별자치시	2	1.4	1	50.0
	경기도	30	20.8	20	66.7
	강원도	5	3.5	4	80.0
	충청북도	2	1.4	1	50.0
	충청남도	5	3.5	4	80.0
	전라북도	8	5.6	5	62.5
	전라남도	2	1.4	-	-
	경상북도	5	3.5	4	80.0
	경상남도	6	4.2	4	66.7
	제주특별자치도	1	0.7	-	-

주1: 질병관리청 배아생성의료기관 현황(2023.12.31.)의 전국 156개소 중 휴업으로 미운영한 8개 기관과 2024년 조사 준비시점(2024.7.25.)에 폐업·휴업으로 조사가 불가능한 4개 기관 제외
주2: 응답 기관(%)은 전체 조사 대상 기관 중 설문 조사에 응답한 기관의 분포(응답률)를 나타냄.

(2) 배아생성의료기관 지정 현황

설문에 응답한 기관 중 「생명윤리법」이 시행된 2005년에 지정받은 기관은 총 39개소로 가장 많았고, 2006~2009년에 지정받은 기관은 9개소, 2010~2014년에 지정받은 기관은 16개소, 2015~2019년에 지정받은 기관은 23개소, 2020년 이후 지정받은 기관은 15개소이었다.

[그림 2-5] 배아생성의료기관 지정년도 (N=102)

(단위 : 개소)

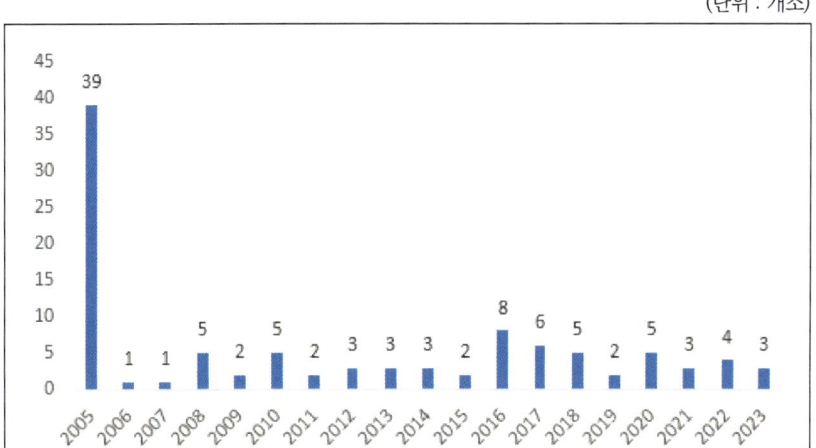

(3) 체외수정시술 시술유형별 건수

전형적인 IVF시술, 세포질내정자주입술(ICSI), 동결배아이식술(Cryopreserved (or Frozen-Thawed) ET)을 중심으로 체외수정시술 건수를 살펴보면 다음과 같다.

기관당 평균 체외수정 시술건수는 2023년 한해를 기준으로 1,127건이며 시술유형별로는 전형적인 IVF시술은 평균 130건, 세포질내정자주입술(ICSI)은 558건, 동결배아이식은 404건이었다. 배아생성 담당인력의 전문적인 기술을 요하는 ICSI 시술 비중이 높았고, 시술유형별 시술건수의 편차가 매우 컸다.

〈표 2-12〉 체외수정시술 유형별 시술 건수(2023년 기준)

(단위 : 개소, 건)

시술유형	N	평균 시술건수	표준편차	최소	중앙값	최대	IQR
IVF 전체	102	1,127	±1,683	0	371	9,471	1,267
- Conventional (or Standard) IVF	100	130	±239	0	22	1,183	153
- ICSI	100	558	±912	0	168	5,161	674
- Cryopreserved (or Frozen-Thawed) ET	100	404	±605	0	114	3,127	502

주1: IQR: 사분위수 범위(Interquartile Range), Conventional(or Standard) IVF: 전형적인 IVF시술, ICSI: 세포질내정자주입술, Cryopreserved (or Frozen-Thawed) ET: 동결배아이식
주2: Conventional(or Standard) IVF, ICSI, Cryopreserved (or Frozen-Thawed) ET 시술건수에 응답하지 않은 2개 기관 결측값 처리하였음.

시술 건수를 범주화하여 살펴보면, 연간 100건 미만의 체외수정시술을 하는 기관은 전체 응답기관 중 24.5%, 1,000건 이상의 시술을 하는 기관은 33.3%이었다. 3,000건 이상의 시술을 하는 기관도 10.8%에 달하였다. 시술유형별로는 전형적인 IVF시술이 100건 미만인 기관 비중이 67.7%에 달했고, 동결배아이식은 45.1%, ICSI 시술은 39.2%에 달하였다.

배아생성의료기관으로 지정받았으나 지난 1년간 체외수정 시술 건수가 1건도 없었던 기관은 2곳, 10건 미만인 기관은 총 7곳이었다. 이 중 2023년에 지정·운영된 기관은 1개 기관이었다.

[그림 2-6] 체외수정시술 유형별 시술 건수: 범주화 (2023년 한해 기준)

(단위 : 건)

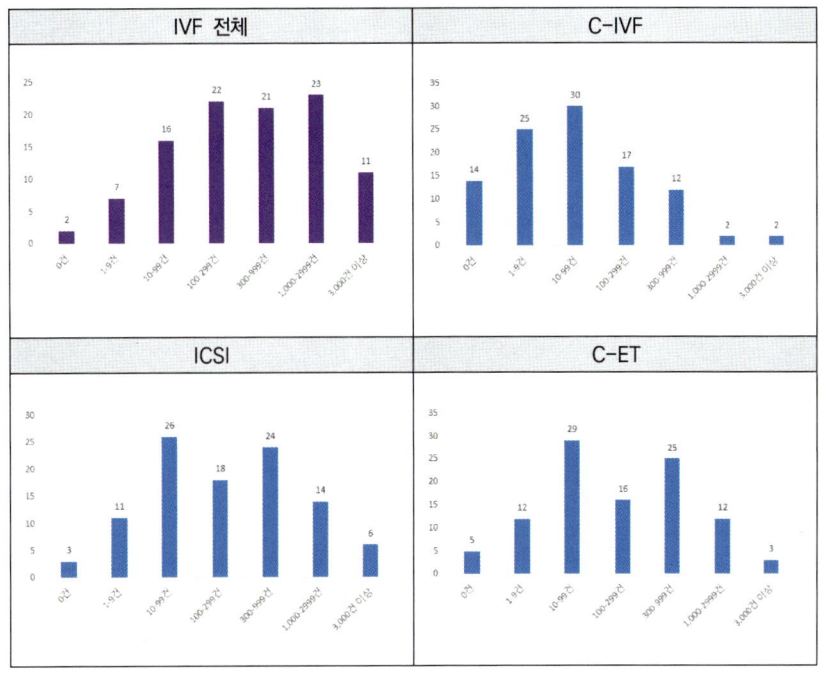

주1: Conventional(or Standard) IVF: 전형적인 IVF시술, ICSI: 세포질내정자주입술, Cryopreserved (or Frozen - Thawed) ET: 동결배아이식
주2: Conventional (or Standard) IVF, ICSI, Cryopreserved (or Frozen - Thawed) ET 시술 건수에 응답하지 않은 2개 기관 결측값 처리하였음.

　의료기관유형별로 살펴보면, 2023년 한해동안 체외수정 평균 시술 건수는 의원 1,222건, 병원 1,225건, 종합병원 1,375건, 상급종합병원은 129건이었다. 평균 시술건수는 종합병원이 가장 많았고, 상급종합병원 시술건수가 상대적으로 적어 의료기관 종별 차이를 보였다. 동일 종별 의료기관내 시술건의 차이 또한 컸다. 편차는 병원급 의료기관간 편차가 가장 컸고(IQR 2,174), 의원(IQR 1,787), 종합병원(IQR 1,217), 상급병원(IQR 196) 순으로 컸다.

<표 2-13> 배아생성의료기관 유형별 체외수정시술 건수(2023년 한해 기준)

(단위 : 개소, 건)

시술유형	N	평균 시술건수	표준 편차	최소	중앙값	최대	IQR
전체	102	1,127	±1,683	0	371	9,471	1,267
- 의원	53	1,222	±1,473	0	605	5,557	1,787
- 병원	23	1,225	±1,563	0	352	5,127	2,174
- 종합병원	15	1,375	±2,763	2	127	9,471	1,217
- 상급종합병원	11	129	±124	9	82	389	196

주: IQR: 사분위수 범위(Interquartile Range)

2) 인력 현황

(1) 시술 의사

시술 의사가 1명인 기관이 28.4%로 가장 높았으며, 5명 이상도 22.5%로 높았다. 기관당 평균 시술 의사 수는 3.24명, 최대 14명이었다. 시술 의사는 총 331명이었으며 대부분 산부인과 전문의(326명, 98.5%)이었고, 전체 기관의 98.0%가 산부인과 전문의만으로 구성된 기관이었다.

시술 의사의 누적 시술 경력은 10년 이상 20년 미만이 30.8%로 가장 많았으며 3년 미만 경력자도 17.5%이었다. 전체 시술 의사의 평균 경력은 13년 8개월이었다.

<표 2-14> 배아생성의료기관 시술 의사 인력 현황(2023년 한해 기준)

(단위 : 개소, 명, %)

구분	항목	N	%
기관당 인력 수[1]	평균±표준편차 (단위: 명)		3.24± 2.58
	1명	29	28.4
	2명	21	20.6
	3명	19	18.6

구분	항목	N	%
	4명	10	9.8
	5명 이상	23	22.5
	합계	102	100.0
기관별 자격 분포[2]	산부인과 전문의	100	98.0
	산부인과 전문의 + 타과 전문의	2	2.0
	합계	102	100.0
누적 시술 경력[3] (의사)	평균±표준편차 (단위: 년)	13.68 ± 9.84	
	3년 미만	58	17.5
	3년 이상~ 5년 미만	30	9.1
	5년 이상 10년 미만	56	16.9
	10년 이상 20년 미만	102	30.8
	20년 이상 30년 미만	58	17.5
	30년 이상	27	8.2
	합계	331	100.0

주1: 102개 기관의 총 시술 의사 수는 331명이었으며, 기관당 시술 의사 수는 최소 1명, 최대 14명이었음.
주2: 102개 기관의 시술 의사 자격 분포를 나타냄.
주3: 의사의 누적 경력은 타 기관 시술 경력을 포함한 경력임.

(2) 간호 인력

 간호 인력은 5명 이상인 기관의 비율이 46.1%로 약 절반을 차지하는 것으로 나타났다(기관당 간호 인력 수 평균: 7.40, 표준편차: 9.79). 간호 인력은 총 754명으로 간호사 510명(67.6%), 간호조무사 244명(32.4%)이었다. 전체 기관의 43.1%는 간호사+간호조무사로 구성되어 있었으며, 간호조무사로만 구성되어 있는 기관은 16.7%이었다.

 전체 간호 인력의 경력은 5년 이상 10년 미만, 10년 이상 20년 미만이 각각 25.1%로 가장 큰 비중을 차지했으며, 2년 미만 경력도 22.7%에 달했다. 간호사의 경력 분포는 전체 간호 인력의 분포와 유사하였으나 간호조무사는 경력 5년 미만 인력이 45.1%로 절반에 가까웠다. 특히 간호조무사의 2년 미만 경력은 25.0%로 간호사(21.6%) 보다 높았다.

<표 2-15> 배아생성의료기관 간호인력 현황(2023년 한해 기준)

(단위 : 개소, 명, %)

구분	항목	N	%
기관당 인력 수[1]	평균±표준편차 (단위: 명)		7.40 ± 9.79
	1명	14	13.7
	2명	21	20.6
	3명	14	13.7
	4명	6	5.9
	5명 이상	47	46.1
	합계	102	100.0
자격[2]	간호사	510	67.6
	간호조무사	244	32.4
	합계	754	100.0
기관별 자격 분포[3]	간호사	41	40.2
	간호조무사	17	16.7
	간호사+간호조무사	44	43.1
	합계	102	100.0
누적 경력 (전체)[4]	평균±표준편차 (단위: 년)		8.57 ± 7.24
	2년 미만	171	22.7
	2년 이상 5년 미만	143	19.0
	5년 이상 10년 미만	189	25.1
	10년 이상 20년 미만	189	25.1
	20년 이상 30년 미만	56	7.4
	30년 이상	6	0.8
	합계	754	100.0
누적 경력 (간호사)	평균±표준편차 (단위: 년)		9.19 ± 7.63
	2년 미만	110	21.6
	2년 미만 5년 미만	94	18.4
	5년 이상 10년 미만	116	22.8
	10년 이상 20년 미만	139	27.3
	20년 이상 30년 미만	45	8.8
	30년 이상	6	1.2
	합계	510	100.0
누적 경력 (간호조무사)	평균±표준편차 (단위: 년)		7.29 ± 6.16
	2년 미만	61	25.0

구분	항목	N	%
	2년 미만 5년 미만	49	20.1
	5년 이상 10년 미만	73	29.9
	10년 이상 20년 미만	50	20.5
	20년 이상 30년 미만	11	4.5
	30년 이상	0	0
	합계	244	100.0

주1: 102개 기관의 총 간호인력 수는 754명이었으며, 기관당 간호인력 수는 최소 1명, 최대 57명이었음.
주2: 간호인력 754명의 자격 분포를 나타냄.
주3: 102개 기관의 간호인력 자격 분포를 나타냄.
주4: 간호인력의 경력은 타 기관 경력을 포함한 경력임.

(3) 배아생성 담당인력

배아생성 담당인력은 5명 이상인 기관의 비율이 34.3%로 가장 높았으나, 1명인 기관도 28.4%로 상당히 높았다. 배아생성 담당인력을 모두 질병관리청에 인력으로 등록한 기관은 55.9%, 일부만 등록한 기관은 44.1%이었다.

응답자 중 공유인력은 총 3명으로, 이 중 1명을 공유하는 기관은 2개, 2명을 공유하는 기관은 2개로, 총 4개 기관이 공유인력을 활용하였다 (*참고: OO병원-OO산부인과 간 2명 공유, OO의료원-OO병원 간 1명 공유).

배아생성 담당인력은 총 493명이었으며, 최종 학력은 석사 졸업 61.3%, 학사 졸업 29.0%, 박사 졸업 9.7% 순이었다.

배아생성 담당인력의 누적 경력은 평균 9년 11개월이었다. 배아생성 담당인력의 누적 경력은 2년 이상 5년 미만이 26.2%로 가장 높았고, 그 다음으로 5년 이상 10년 미만과 10년 이상 20년 미만이 각각 20.5%로 높았다. 2년 미만의 경력을 가진 인력도 16.6%로 나타나 신규 인력의 유입도 일정 수준 존재함을 알 수 있다.

〈표 2-16〉 배아생성의료기관 배아생성 담당인력 현황(2023년 한해 기준)

(단위 : 개소, 명, %)

구분	항목	N	%
기관당 인력 수[1]	평균±표준편차 (단위: 명)		4.83± 5.50
	1명	29	28.4
	2명	17	16.7
	3명	11	10.8
	4명	10	9.8
	5명 이상	35	34.3
	합계	102	100.0
질병관리청 지정등록[2]	전체 등록	57	55.9
	일부 등록	45	44.1
	합계	102	100.0
공유 인력 여부	비공유 인력	490	99.4
	공유 인력	3	0.6
	합계	493	100.0
최종 학력[4]	학사 졸업	143	29.0
	석사 졸업	302	61.3
	박사 졸업	48	9.7
	합계	493	100.0
누적 경력[3] (배아생성 담당인력)	평균±표준편차 (단위: 년)		9.96 ± 8.74
	2년 미만	82	16.6
	2년 이상 5년 미만	129	26.2
	5년 이상 10년 미만	101	20.5
	10년 이상 20년 미만	101	20.5
	20년 이상 30년 미만	66	13.4
	30년 이상	14	2.8
	합계	493	100.0

주1: 102개 기관의 총 배아생성 담당인력 수는 493명이었으며, 기관당 배아생성 담당인력 수는 최소 1명, 최대 36명이었음.
주2: 기관의 전체 배아생성 담당인력을 질병관리청에 인력으로 등록한 경우 '전체 등록', 일부만 등록한 경우 '일부 등록'이라고 정의하였음.
주3: 배아생성 담당인력의 경력은 타 기관 배아생성 업무 경력을 포함한 경력임.
주4: 배아생성 담당인력 493명의 최종 학력 분포를 나타냄.

배아생성 담당인력 493명의 최종학위 전공 분포를 살펴보면, 생명과학이 37.7%로 가장 많았고, 생물학·생물 26.2%, 농업학 15.2%, 동물·수의학 5.1%, 약학·보건학 4.9%, 의학 3.4% 순으로 많았다. 농업학 전공자의 대부분은 축산학 및 관련 학과 출신이었고, 약학·보건학의 경우 24명 중 17명이 임상병리학 전공이었다. 이 외에도 수산학이 1명, 자원학이 13명, 식품영양학이 6명, 국제학 1명이었다.

학사졸업자의 전공 또한 최종학위 전공과 유사한 양상을 보였다. 다만 학사학위에서는 보건학 전공 비중이 동물·수의학과 의학보다 높았고, 배아생성 관련 분야로 통상 인정하지 않는 식품영양학 전공자 3명, 국제학 전공자 1명이 포함되어 있었다.

〈표 2-17〉 배아생성의료기관 배아생성 담당인력 전공현황(2023년 한해 기준)

(단위 : 명, %)

최종학위 기준					학사졸업인 경우				
전공	분류	미분류	합 계	%	전공	분류	미분류	합 계	%
생명과학	184	2	186	37.7	생명과학	64	-	64	44.8
생물학·생물	73	56	129	26.2	생물학·생물	25	3	28	19.6
농업학	22	53	75	15.2	농업학	7	10	17	11.9
동물·수의학	22	3	25	5.1	동물·수의학	4	-	4	2.8
의학	14	3	17	3.4	의학	1	-	1	0.7
약학+보건학	24		24	4.9	보건학	17	-	17	11.9
기타(수산학, 자원학, 식품영양학, 국제학)	21		21	4.3	기타(자원학, 식품영양학, 국제학)	10	-	10	7.0
기타(미분류)		16	16	3.2	기타(미분류)	2	-	2	1.4
합계	360	133	493	100		130	13	143	100.0

주5: 배아생성 담당인력 전공분류
  5-1. 전공은 배아생성 담당인력 493명의 전공 분포를 나타냄. 전공 분류는 교육부, 한국교육개발원(2024)의 「2024 학과(전공) 분류 자료집」의 학과 소계열을 기준으로 분류하였음.
  5-2. 「2024 학과(전공) 분류 자료집」의 학과 소계열내 학과가 없는 학과는 연구진 논의를 거쳐 관련 학과내 소계열로 분류하였음.
  5-3. 전공을 '이학' 또는 '공학'으로 기재한 경우 기타(미분류)로 표기하였음.
  5-4. 조사된 전공이 여러 개의 소계열내 학과로 분류되는 경우 다빈도 소계열내 학과로 분류하였음.
  5-5. 전공 분류시 「2024 학과(전공) 분류 자료집」의 학과 소계열 기준으로 분류되지 않는 전공은 연구진 회의를 거쳐 분류하였음.

〈※ 배아생성 담당인력 439명의 최종학위 기준으로 전공 분류시 〉

- 생명과학(나노바이오의과학과, 동물생명, 동물생명공학, 동물생명과학, 동물생명환경과학, 바이오공학, 바이오모듈레이션, 바이오생명공학, 바이오융합학, 발생공학, 분자생명공학, 분자의학, 생명공학, 생명공학과, 생명과학과, 생명과학기술학, 생명과학정보학, 생명산업과학, 생명시스템, 생명정보공학, 생체분자과학, 유전공학, 유전체정보, 융합생명공학, 융합의과학, 융합생명과학, 의료과학, 의생명과학, 제약공학, 줄기세포재생공학, 중개의과학 등)
- 생물학(미생물생명공학, 미생물학, 분자발생학, 분자생물학, 생물공학, 생물과학, 생물학, 생화학, 응용생물학 등)
- 생물(바이오동물학과)
- 농업학(낙농과, 농학, 동물응용, 동물응용과, 동물응용과학, 동물자원과학)
- 동물수의학(동물공학, 동물생명자원과학, 수의생명과학, 수의학, 임상수의학, 응용동물)
- 의학(암예방소재개발학, 의과학, 의예학, 의학)
- 보건학(임상병리학, 시니어헬스케어학)
- 자원학(동물자원학, 동물자원학과, 자연자원학)
- 수산학(수산생물학)
- 식품영양학(식품공학, 식품영양학, 식품화학)

- 미분류 생명과학(산업바이오, 재생의과학)
- 미분류 생물학(내분비면역학, 동물발생학, 동물생리학, 동물생식세포공학, 동물세포유전학, 동물유전학, 발생면역, 발생생리학, 발생생물학, 발생학, 병인분자, 분자내분비학, 분자생식내분비학, 분자생식생리학, 분자세포발생생물학, 생물시스템, 생식내분비학, 세포생리학, 생식세포학 등)
- 미분류 생물(배양공정학)
- 미분류 농업학(가축번식, 가축번식육종학, 동물번식학, 축산BT, 축산가공학, 축산학, 축산과학, 축산생명공학 등)
- 미분류 농업(농림자원과학과)
- 미분류 동물·수의학(동물학)
- 미분류/의학(감염 및 면역학, 병리학, 해부학)

〈※ 학사졸업자의 전공 분류시 〉

- 생명과학(동물생명공학, 동물생명과학, 바이오공학, 바이오생명공학, 분자생명공학, 생명공학, 생명과학, 생명과학정보학, 생명시스템, 생명정보공학, 생명환경공학, 유전공학, 의생명과학, 의생명과학과, 제약공학, 줄기세포재생공학)
- 생물학(미생물생명공학, 미생물학, 생물공학, 생물학, 응용생물학)
- 농업학(농학, 동물응용과학, 동물응용자원과학)
- 동물수의학(동물공학, 동물생명자원과학, 동물생명자원학)
- 보건학(임상병리학)
- 자원학(동물자원학)
- 식품영양학(식품공학, 식품영양학)
- 미분류/농업학(축산과학, 축산생명, 축산생명공학, 축산학)
- 미분류/생물학(발생학)
- 미분류/생물(배양공정학)

기관별 실질적인 인력 투입량을 비교하기 위해 각 인력의 근무 기간을 반영한 인력 수(Full-Time Equivalent, FTE)를 산출하였다.

2023년 기관당 배아생성 담당인력 현황을 살펴보면, 실제 근무 인원 수는 평균 4.8명이었으며, 인력의 실제 근무 기간을 반영한 FTE는 평균 4.4명이었다. 의료기관 종별로 살펴보면, 기관 유형에 따라 인력 규모와 분포의 편차가 매우 뚜렷하게 나타났다. 종합병원은 FTE 기준 평균 6.0명으로 인력 규모가 가장 컸지만, 표준편차 또한 ±9.9명으로 가장 높아 종합병원 내에서의 인력의 편차가 컸다. 반면 상급종합병원은 평균 1.7명으로 인력 규모는 가장 작았으나 표준편차와 IQR 모두 가장 작아, 기관별 인력의 차이가 크지 않았다.

〈표 2-18〉 배아생성의료기관 유형별 기관 당 평균 배아생성 담당인력 수(2023년 한해 기준)

(단위 : 개소, 명)

의료기관 유형	N	전일제 환산 인원(FTE)		실제 인원수	
		평균 인력 (표준편차)	(최소, 중앙값, 최대) IQR	평균 인력 (표준편차)	(최소, 중앙값, 최대) IQR
전체	102	4.4 (±5.2)	(0.5, 2.4, 35.1), 5.0	4.8 (±5.5)	(1, 3, 36), 5
의원	53	4.5 (±3.9)	(0.5, 3.0, 17.8), 4.0	5.0 (±4.4)	(1, 4, 21), 6
병원	23	4.5 (±4.6)	(1.0, 2.8, 20.0), 5.0	5.0 (±4.7)	(1, 4, 20), 5
종합병원	15	6.0 (±9.9)	(1.0, 2.0, 35.1), 4.8	6.1 (±10.1)	(1, 2, 36), 5
상급종합병원	11	1.7 (±1.0)	(1.0, 1.0, 4.0), 1.0	1.8 (±1.1)	(1, 1, 4), 2

주1: 전일제 환산 인력(FTE): 인력의 실제 근무량을 전일제 근무자 1명 기준으로 환산한 값으로 본 연구에서는 2023년 한해 동안 근무한 개월 수를 12개월로 나누어 산출하였음.
주2: IQR: 사분위수 범위(Interquartile Range)

2023년 배아생성 담당인력 1인당 평균 시술건수는 185.0건이었으나 평균값에 비해 중앙값(171.5)이 낮고 표준편차(±136.5)가 커 의료기관

간 편차가 큼을 알 수 있다.

의료기관 종별로 살펴보면, 의원의 배아생성 담당인력 1인당 연간 평균 시술 건수는 215.2건, 병원 202.5건, 종합병원 136.0건, 상급종합병원이 69.6건으로 배아생성 담당인력의 업무량은 의원급에서 가장 많았고, 상급종합병원에서 가장 적었다. 동일의료기관 유형 내에서 배아 인력 당 시술건수의 편차가 컸다. 특히 종합병원의 경우 표준편차(±147.7)와 IQR(253.7) 모두 가장 높아, 그룹 내에서도 기관별 시술 건수는 상당한 편차를 보였다.

〈표 2-19〉 배아생성 담당인력 1인당 연간 평균 시술건수(2023년 한해 기준)

(단위 : 개소, 건)

의료기관 유형	기관수	평균 시술건수	표준편차	최소	중앙값	최대	IQR
전체	102	185.0	±136.5	0.0	171.5	542.3	207.6
의원	53	215.2	±135.2	0.0	206.3	542.3	189.0
병원	23	202.5	±126.4	0.0	177.0	430.5	219.4
종합병원	15	136.0	±147.7	2.0	63.5	514.5	253.7
상급종합병원	11	69.6	±59.6	9.0	55.7	194.5	90.3

주1: 배아생성 담당인력 1인당 연간 평균 시술건수는 FTE 적용 인력수를 이용하여 산출하였음.
주2: IQR: 사분위수 범위(Interquartile Range)

3) 시설 및 관리 현황

(1) 배아생성의료기관 배양실 시설 현황

조사결과, 무응답 기관을 제외한 97개 기관이 독립된 배양실을 운영하고 있어, 대부분이 물리적 격리 요건을 충족하는 것으로 나타났다. 모든 기관이 법적 지정 시설기준인 방진시설과 환기 장치를 갖추고 있었고, 이외 85개(83.3%) 기관이 배양기 등 핵심 장비의 안정적 전원 공급을 위한 무정전전원공급장치(UPS)를 보유하고 있었다.

현행 배아생성의료기관 지정 시설기준에는 방진시설과 지정시설을 갖출 것을 명시했을 뿐, 표준적인 시설에 대한 정의가 없다. 이에 실제 현장에서 청정도 유지의 핵심 시설인 방진시설을 어떻게 설치·운영하고 있는지 알아보기 위해 방진시설 유형을 조사하였다.

조사 결과, 전체 102개 기관 중 77개 기관(75.5%)이 'Class 10,000 수준의 클린룸'을 보유하고 있다고 응답하였다. 이들 77개 기관을 대상으로 클린룸의 세부 요소를 확인한 결과, 에어샤워, 양압장치, 헤파필터 공조시스템을 모두 갖춘 기관은 48개 기관(전체 기관의 47.1%)에 불과했다. 반면, 양압장치와 헤파필터 공조시스템만 갖춘 기관은 20개소(전체 기관의 26.0%), 에어샤워와 헤파필터 공조시스템을 갖춘 기관은 3개소(전체 기관의 3.9%), 헤파필터 공조시스템만 갖춘 기관은 6개소(전체 기관의 7.8%)로 나타나, 핵심 설비가 일부 누락된 경우가 있음을 알 수 있다.

클린룸이 아닌 시설 유형도 확인되었다. 빌트인 형태의 공조장치를 보유한 기관은 10개소(9.8%), 국소 형태의 공조장치를 보유한 기관은 4개소(3.9%)이었고, 이동식 공기청정기 중심으로 운영하는 기관도 11개소(10.8%)에 달했다.

대부분의 배아생성의료기관이 독립된 배양실 등 기본적인 요건을 갖추었으나, 방진시설- 특히 클린룸-의 설비 수준에는 기관 간 편차가 큰 것으로 나타났다. 일부 기관은 클린룸을 보유했다고 응답했음에도 양압장치 등 핵심 설비 없이 헤파필터 공조시스템만을 갖춘 경우가 있었는데, 이는 클린룸의 기술적 정의에 대한 담당자의 이해 차이로 설비 수준의 불일치가 발생한 것으로 보인다. 실제로 헤파필터 공조시스템만으로는 Class 10,000 수준의 청정도를 안정적으로 유지하기 어렵다. 따라서 본 결과는 배아생성의료기관 시설 보유 현황과 인식을 파악하는 기초자료로서 참고할 수 있으나, 자가보고(self-report)에 기반하고 있어 해석상 주의가 필요하다.

이동식 공기청정기는 외부 오염공기의 유입을 막기는 어렵고, 체계적인 공기 순환 및 정화에 한계가 있다. 그럼에도 불구하고, 이러한 기관 중에는 2009년 이후, 심지어 2021년에 지정된 곳도 있어, 일부 기관에서 여전히 배양실 환경기준에 대한 인식이 미흡함을 알 수 있다.

〈표 2-20〉 배양실 시설 현황(조사 시점)

(단위: 개소, %)

	항목		N	%
지정 기준	1. 독립된 공간의 배양실	유	97	95.1
		무	5	4.9
		합계	102	100.0
	2. 방진시설		102	100.0
	3. 환기시설		102	100.0
비지정 기준	4. 방진시설 유형		102	100
	① Class 10,000의 청정도를 유지할 수 있는 클린룸[1]		77	75.5
	①-1. 에어샤워 + 양압장치 + 헤파필터 공조시스템		48	(47.1)[2]
	①-2. 양압장치 + 헤파필터 공조시스템		20	(26.0)[2]
	①-3. 에어샤워 + 헤파필터 공조시스템		3	(3.9)[2]
	①-4. 헤파필터 공조시스템		6	(7.8)[2]
	② 클린룸은 아니나 빌트인 형태의 공조장치를 가지고 있음		10	9.8
	③ 클린룸은 아니나 국소 형태의 공조장치를 가지고 있음		4	3.9
	④ 공기청정기		11	10.8
	5. 무정전전원공급장치(UPS 등)[3]	유	85	83.3
		무	17	16.7
		합계	102	100.0

주1: Class 10,000의 청정도를 유지할 수 있는 클린룸이 설치된 기관에 한해 에어샤워, 양압장치, 헤파필터 공조시스템 설치 여부를 질문하였음.
주2: 102개 응답기관에서의 비율(%)
주3: 무정전전원공급장치는 배양실의 전원 공급이 차단됐을 경우를 대비한 예비 전원 공급장비를 의미함.

(2) 배아생성의료기관 배양실 외 시설 현황

모든 기관이 배아생성의료기관 지정 시설기준에 따라 진료실과 난자채취실을 보유하고 있었으며, 정차채취실 또한 독립된 공간에서 운영하고 있었다.

동결보관실은 난자와 배아 뿐만 아니라 정자 및 조직을 장기간 안전하게 보관하기 위한 시설로, 독립된 구조를 갖추는 것이 바람직하다. 특히 도난, 파손, 망실을 방지하기 위해서는 잠금 장치와 감시 장치가 요구된다(대한배아전문가협의회, 2022). 조사결과, 모든 기관이 동결보관실에 잠금장치를 설치하고 있었으나 독립된 공간으로 운영하는 기관은 79개소(77.5%)에 그쳤으며, 23개소(22.5%)는 독립공간이 아닌 형태로 운영하고 있었다.

〈표 2-21〉 배양실 외 시설 현황(조사 시점)

(단위: 개소, %)

항목			N	%
지정 기준	1. 난자채취실		102	100.0
	2. 정자채취실			
	① 독립공간		102	100.0
	3. 진료실		102	100.0
비지정 기준	4. 동결배아생식세포 보관실			
	① 독립공간	유	79	77.5
		무	23	22.5
		합계	102	100.0
	② 잠금장치 설치	유	102	100.0

(3) 배아생성의료기관 배양실 관리 현황

공기청정도 측정과 헤파필터 교체를 포함한 방진시설의 유지보수는 배양실 내 부유입자와 오염원 농도를 최소화하여 세포 및 배아 배양 환경을 안정적으로 유지하는데 필수적인 요소이다.

조사결과, 공기청정도의 주기적 측정·관리는 연 1회(71.6%)가 가장 많았고, 6개월 이하의 짧은 주기로 관리하는 기관도 16.7%에 달했다. 방진시설의 주기적 관리 역시 연 1회 관리가 72.6%로 가장 많았고, 6개월 이하로 관리하는 기관이 17.7%로 나타나, 대부분의 기관이 연 1회 주기로 공기청정도와 방진시설을 관리하고 있음을 알 수 있다. 이는 작업 공간의 공기 내의 오염입자 정도를 연 1회 이상 측정하고, 방진시설 내 헤파필터를 주기적으로 교체, 관리할 것을 권장하는 「배아연구실 운영기준(ver. 2.0)」과도 부합한다. 그러나 일부 기관에서는 공기청정도 측정을 전혀 하지 않거나(10곳, 9.8%)과 방진시설을 관리하지 않는 곳(2곳, 2.0%)도 있어, 시설 관리 사각지대가 존재함을 알 수 있다.

배양실의 환경 전체의 생물학적 안전성을 평가하기 위해 배양실 미생물 검사를 주기적으로 측정·관리해야 한다. 조사결과, 전체 기관의 20.6% 21개소), 즉 5곳 중 1곳은 미생물 검사를 전혀 하지 않고 있었다. 검사를 실시하는 기관 중에서도 관리 주기의 편차가 커, 31.4%는 6개월 이하로 비교적 철저히 관리하는 반면, 절반에 가까운 46.1%는 1년 주기로 관리하고 있었다.

배양 환경의 미세한 온도 변동이나 건조, 습윤 상태 변화에도 민감하게 반응하기에 일상적인 모니터링이 필수적이다. 배양실 온도 또는 습도의 주기적 측정·관리의 경우, 전체 응답 기관의 63.7%가 주 4회 이상 정기적으로 관리하고 있었고, 월 1회 이상 또는 그 이하의 낮은 빈도로 관리하는 기관도 10.8%에 달했다.

〈표 2-22〉 배양실의 시설관리 현황

(단위 : 개소, %)

항목	배양실의 공기청정도 주기적 측정·관리		배양실의 방진시설의 주기적 관리		배양실 오염정도를 확인하기 위한 주기적 미생물 배양 검사		배양실 온도 또는 습도의 주기적 측정·관리		
	N	%	N	%	N	%	항목	N	%
6개월 이하	17	16.7	18	17.7	32	31.4	주7~6회	41	40.2
1년	73	71.6	74	72.6	47	46.1	주4~5회	24	23.5
2년	2	2.0	7	6.9	1	1.0	주2~3회	10	9.8
3년			1	1.0			주1회	16	15.7
4년					1	1.0	월2~3회	5	4.9
안함	10	9.8	2	2.0	21	20.6	월1회	4	3.9
							기타	2	2.0
합계	102	100.0	102	100.0	102	100.0	합계	102	100.0

(4) 배아생성의료기관 보유 장비 및 관리 현황

조사결과, 배아생성의료기관 지정기준에 해당하는 주요 장비는 대부분의 기관에서 보유하고 있었다. 응답 기관 모두 초음파기기, 무균상자/무균작업대(Clean Bench), 이산화탄소 배양기, 현미경, 냉장·냉동고, 난자흡입기, 원심분리기, 항온판, 세포계수기, 잠금장치가 부착된 배아보존용 액체질소 탱크와 같은 필수 장비를 보유하고 있었으나 미세세포조작기의 경우 1개 기관이 보유하지 않아, 배아생성의료기관 중 미세조작술을 하지 않는 기관도 있음을 알 수 있었다.

지정기준에는 포함되지 않으나 난임시술의료기관(체외수정 시술기관) 평가시 반영되는 '난자채취실 내 응급장비'의 보유 현황을 조사한 결과, 전체 시술 기관이 산소공급장치, 기관내 삽관장치는 모두 보유하고 있었다. 그러나 일부 기관(전체 기관 중 4.9%)에서는 흡입기, 심전도기, 심실제세동기를 보유하고 있지 않았다.

<표 2-23> 배아생성의료기관 보유 장비 현황

(단위: 개소, %)

항목		유		무	합계
		N	%	N	N
지정기준	초음파기기	102	100.0	0	102
	무균상자/무균작업대(Clean Bench)	102	100.0	0	102
	이산화탄소 배양기	102	100.0	0	102
	현미경	102	100.0	0	102
	미세세포조작기	101	99.0	1	102
	냉장고 및 냉동고	102	100.0	0	102
	난자흡입기	102	100.0	0	102
	원심분리기	102	100.0	0	102
	항온판	102	100.0	0	102
	세포계수기	102	100.0	0	102
	잠금장치가 부착된 배아보존용 액체 질소탱크	102	100.0	0	102
비지정기준	난자채취실내 응급장비[1]				
	① 산소공급장치	102	100.0	0	102
	② 흡입기	97	95.1	5	102
	③ 기관내 삽관장치	102	100.0	0	102
	④ 심전도기	97	95.1	5	102
	⑤ 심실제세동기	97	95.1	5	102

주1: 난자채취실이 있는 동일 층의 시술장, 분만실에 있는 경우도 인정

4) 장비 및 관리 현황

무균상자/무균작업대, 이산화탄소 배양기, 잠금장치가 부착된 배아보존용 질소탱크는 배아의 생존율과 배양환경의 청정도, 그리고 배아의 안전과 직결되는 핵심적인 장비로서, 정기적인 점검과 점검 기록 작성이 필수적이다.

이산화탄소 배양기는 '인공 자궁'과 같은 역할을 하기에, 배아의 성장에 필요한 온도, 가스 산소농도, 습도 등을 정밀하게 유지해야 한다. 따라서 「배아연구실 운영기준(ver 2.0), 2022」에서는 배양기를 사용하기 전 매일

온도, 이산화탄소, 산소 농도를 측정하고, 그 결과를 정해진 기간 동안 보관하도록 명시하고 있으며, 온도와 농도 측정은 별도의 보정된 장비를 사용하여 측정하며, 배양기 설정값과 함께 기록·보관하도록 되어 있다. 조사결과, 전체 응답 기관의 42.2%가 주 6~7회 해당 장비를 점검한다고 응답했으며, 점검일지 작성률도 94.1%로 나타나, 많은 기관이 이산화탄소 배양기를 적절히 관리하고 있었다.

잠금장치가 부착된 질소탱크는 동결된 배아와 생식세포를 장기간 안전하게 보관하는 역할을 한다. 질소탱크의 점검 주기는 통상 매일 또는 주 1회 이상 점검을 요한다. 조사결과, 주 1회 27.5%, 주 6~7회 23.5%, 월 1~2회가 21.6% 등 주 1회 이상 점검하는 기관이 72.6%로 많았으나, 연 1회 또는 2회 간격으로 관리하는 곳도 일부 있었다. 점검일지 작성률은 83.3%이었다.

무균작업대는 난자와 정자, 배아를 다루는 모든 과정에서 외부 오염원으로부터 시료를 보호하는 가장 기본적인 장비이다. 통상 일상점검은 매일/매주 실시해야 하며, 정기적으로 연 1회 이상 입자측정과 미생물 배양검사를 실시해야 하고, 무균작업대 입자측정결과는 일정한 기간동안 보관해야 한다(「배아연구실 운영기준(ver 2.0), 2022」). 조사결과, 무균작업대를 주 6~7회 관리하는 기관은 22.5%, 월 1~2회 관리하는 기관은 21.6%, 연 1~2회 관리하는 기관은 22.5% 등 무균작업대의 관리는 기관 간 편차를 보였다. 이러한 응답 편차는 질문에 대한 응답자의 이해에 차이로 발생한 것으로 보인다. 질문 시 무균작업대의 점검이 일상점검인지, 입자측정 및 미생물 배양검사인지를 구분하여 질문하지 않았기 때문에 일부 기관에서는 일상점검을 염두에 두고, 또 다른 기관은 입자측정 및 미생물 배양검사를 염두에 두고 응답할 가능성이 크다. 그렇다 하더라도 본 응답 결과는 기관 간 관리수준의 편차가 크고 무균상자 관리에 대한 표준화된 인식이 부재함을 보여준다.

점검일지 미작성 비율 또한 24.5%에 달했다. 이는 4곳 중 1곳 이상이 무균작업대의 성능과 청정도를 관리했다는 객관적인 기록이 남지 않는다는 것을 의미한다.

〈표 2-24〉 무균상자/무균작업대 및 이산화탄소 배양기 관리 현황

(단위 : 개소, %)

항목	무균상자/무균작업대 (Clean Bench)		이산화탄소 배양기		잠금장치가 부착된 배아보존용 질소탱크	
	N (%)	외부[3] 점검시	N (%)	외부[3] 점검시	N (%)	외부[3] 점검시
점검 주기[1]						
주 6~7회	23 (22.5)		43 (42.2)		24 (23.5)	1
주 4~5회	7 (6.9)	1	15 (14.7)		7 (6.9)	
주 2~3회	6 (5.9)		13 (12.7)		15 (14.7)	
주 1회	13 (12.7)		15 (14.7)		28 (27.5)	
월 1~2회	22 (21.6)		12 (11.8)		22 (21.6)	
연 3~4/기타[2]	4 (3.9)	1	1 (1.0)		1 (1.0)	
연 2회	-	1		1		1
연 1회	23 (22.5)	11	2 (2.0)		3 (2.9)	
무응답	4 (3.9)		1 (1.0)		2 (2.0)	
합계	102 (100.0)	14	102 (100.0)		102 (100.0)	
자가 및 외부 점검 여부						
자가 점검	75 (93.5)	93.5	92	90.2	98	96.1
외부 점검	14 (13.7)	13.7	1	1.0	2	2.0
자가 & 외부 점검	12 (11.8)	11.8	8	7.8	1	1.0
무응답	1 (1.0)	1.0	1	1.0	1	1.0
합계	102 (100.0)	100.0	102	100.0	102	100.0
점검일지 작성 여부						
작성	75	73.5	96	94.1	85	83.3
미작성	27	24.5	9	5.9	17	16.7
합계	102	100.0	102	100.0	102	100.0

주1: 자가와 외부 점검을 동시에 수행한 기관은 자가점검을 카운트하였음.
주2: 무균상자/무균작업대와 잠금장치가 부착된 배아보존용 질소탱크의 경우 연 4회가 1개소, 이산화탄소 배양기의 경우 기타가 1개소임.
주3: 외부점검시 점검 주기를 별도로 표기하였음.

3. 현장방문 및 인터뷰를 통해 살펴본 지정 운영 현황

가. 현장방문 및 배아생성 담당인력 대상 인터뷰 개요

배아생성의료기관의 인력·시설·장비 현황 및 지정관리 현황 등을 파악하기 위해 현장방문 및 배아생성 담당인력을 대상으로 인터뷰를 실시하였다. 의료기관의 시술 규모 및 소재지를 고려하여 25개 기관을 선정한 후, 이들 기관에 현장방문 및 인터뷰를 요청하였고 이에 응답한 기관을 대상으로 조사를 진행하였다. 총 10개 기관이 현장방문에 응하였고, 12개 기관소속의 총 16명이 인터뷰에 참여하였다.

〈표 2-25〉 현장방문 및 인터뷰 대상

(단위 : 개소, 명)

현장방문 기관 (개소)				인터뷰 대상[1] (명)			
기관소재지	N	의료기관 유형	N	기관소재지	N	의료기관 유형	N
서울	4	의원	5	서울	8	의원	7
경기	1	병원	1	경기	2	병원	2
대전	1	종합병원	3	대전	1	종합병원	6
세종	1	상급종합병원	1	세종	1	상급종합병원	1
전북	2	합계	10	전북	2	합계	16
제주	1			제주	1		
합계	10			경남	1		
				합계	16		

주1: 인터뷰 대상자 16명 중에는 4년 이하 경력의 배아생성 담당인력도 포함됨.

주요 질문은 배아생성의료기관의 ① 인력 현황, ② 시설 및 관리 현황, ③ 장비 및 관리 현황, ④ 표준운영지침 준수 여부, ⑤ 정부의 지정관리 현황, ⑥ 배아생성의료기관 지정운영시 애로사항이며, 구체적인 질문 내용은 아래와 같다.

〈표 2-26〉 인터뷰 주요 질문지

구분	주요 질문
1. 인력 운영관리	1-1. 배아생성의료기관 내 주요 인력(의사, 간호 인력, 배아생성 담당인력) 현황은 어떠합니까? 1-2. 모든 배아생성 담당인력이 질병관리청에 등록되어 있습니까? 1-3. 배아생성 담당인력의 보수교육은 어떤 방식으로 진행되고 있습니까? 1-4. 배아생성 담앙인력이 느끼는 업무 부담은 어느 정도입니까? 1-5. 인력 운영과 관련해 겪고 있는 어려움은 무엇입니까?
2. 시설 및 환경 관리	2-1. 배양실의 구성(예: 독립된 공간, 방진 및 환기시설 등)은 어떠하며, 시설은 어떻게 관리되고 있습니까? (※ 예: 청정도 검사, 필터 교체, 미생물 검사, 배양실 온·습도 관리 등) 2-2. 배양실 외의 주요 시설(채취실, 동결배아생식세포 보관실)의 구성과 관리 방식은 어떻게 되어 있습니까?
3. 장비 보유 및 관리	3-1. 배아 생성, 관리, 보관을 위해 보유하고 있는 장비는 무엇입니까? 3-2. 해당 장비 관리는 누가, 언제, 어떤 방식으로 관리합니까? (※ 예: 장비 체크시트, 점검주기 및 점검내역, 클린벤치, 필터 교체 등) 3-3. 현재의 생식세포 및 배아 처리(채취, 수정, 배양 등) 과정에서 추가로 필요한 장비가 있다면 무엇입니까?
4. 표준운영 지침 준수 여부	4-1. 자체적으로 표준운영지침(SOP)을 운영하고 있습니까? 실제 어떻게 운영되고 있습니까?
5. 정부의 지정·관리 관련 사항	5-1. 질병관리청의 마지막 현장점검은 언제 이루어졌습니까? 5-2. 배아생성의료기관 대상 서면점검표의 실효성에 대해 어떻게 생각하십니까? 5-3. 배아생성의료기관으로 지정되는 과정에서 겪었던 어려움이나 개선이 필요한 점은 무엇입니까?

나. 현장방문 및 배아생성 담당인력 대상 인터뷰 결과

1) 시설 현황

배아생성의료기관의 핵심적인 시설은 배양실임에도 불구하고, 현행 지정기준에는 배양실에 대한 기준이 없다. 단순히 방진시설과 환기장치만이 명시되어 있을 뿐이다. 따라서 독립된 배양실이 아닌 일반 외래 진료 공간을 일부 개조하여 사용할 수 있다. 실제 독립된 공간이기는 하나 일반 사무실 공간에 공기청정기 1대를 두고 생식세포 및 배아를 다루는 곳도 있었다.

물론 자발적으로 별도의 독립된 공간에서 공조시스템, 청정등급 유지, 동선 분리 등을 실현하고 있는 곳도 있지만 이러한 기준 때문에 일반적인 방진시설 및 환기장치만 갖춘 의료기관도 존재한다고 한다. 공간 설계, 외부 오염 차단, 정정 대응 등 안전 요소에 대한 기준이 없어 비위생적일 수 있고, 이로 인해 의료기관 간, 지역 간 배아생성의료기관의 시설, 설비 편차가 존재한다. 최소한의 기준만 규정되어 있으며, 배아 생성, 보관/폐기에 관한 안전성 확보 장치 또한 미흡하다.

2) 장비와 관리 현황

현행법상 배양실의 핵심 장비인 현미경, 배양기만 있으면 지정은 가능하다. 그러나 배아를 생성하고 취급하는 과정에서는 즉, 임상에서는 배아의 안전한 취급을 위해 크로스체킹 시스템과 무정전 전원장치, 자동기록 시스템 등이 필요하다고 한다. 그러나 이러한 시스템과 장비를 갖춘 곳은 많지 않다. 잘못된 배아 이식은 회복 불가능한 사고로 이어지기에 크로스체킹 시스템은 필수적이며, 배아 생존율과 직결되는 무정전 정원장치 설치는 필수적이라고 한다.

3) 배아생성 담당인력 운영 현황

3-1) 배아생성 담당인력 확보의 어려움

배아생성 담당인력의 특성상 주말, 야간에도 업무를 해야 하는 경우가 있고, 이에 비해 임금이 낮다 보니 해당 직종에 종사하기를 꺼리는 분위기가 존재한다. 또한, 높은 업무강도를 떠나 환자의 생식세포 및 배아를 다루는 과정에서 작은 실수로도 회복 불가능한 결과를 초래할 수 있어 심리적 압박감과 스트레스가 높다고 한다. 따라서 인력을 충원하기가 어렵고, 지방에서 이러한 현상은 더욱 크다. 지방의 경우 경력을 쌓기 위해 서울 및 수도권으로 이직하는 사례가 많아 안정적인 인력확보의 어려움이 존재한다고 한다.

3-2) 배아생성 담당인력의 전문성 확보의 어려움

배아생성 담당인력의 자격 요건이 명확하지 않으며, 경력 숙련도 평가 체계가 부재하다. 현재 지정기준은 단순 경력만을 요구하고 있으며, 실무 경험, 전공 여부, 업무 역량 등을 반영하지 않고 있다. 배아생성 담당인력에 대해서는 현행 지정기준에 의하면 '배아생성 관련 분야 경력 2년'이면 등록이 가능하긴 한데, 이는 형식적인 기준일 뿐, 현장에서 실질적으로 업무를 할 수 있을 정도가 아니라고 한다. 전공과 무관해도 자격이 부여되는 것이 현실이며, 병원에서 따로 교육을 받지 않으면 배아생성 담당 업무를 수행할 수 없는 상황이라고 한다.

이는 국가 차원에서 인력관리가 미흡한 실태를 보여준다. 현행 규정상 배아생성의료기관 지정시 배아생성 담당인력은 1명 이상 배치하게 되어 있으므로 의료기관은 질병관리청에 기관에서 근무하는 인력 모두를 등록할 필요는 없다. 곧 그만둘 인력은 등록하지 않고, 오래 근무할 사람만 정식으로 등록하는 방식으로 운영되는 의료기관도 존재한다. 이러한 제도상의 한계 때문에 배아생성 담당인력에 대한 관리가 미흡한 것이다.

3-3) 공유인력 활용의 한계

많지는 않지만, 아직 공유인력을 활용하는 곳이 있다고 한다. 공유인력의 활용은 안전성과 책임감 저하로 인하여 시술 관리가 어렵고 배양실의 질 관리도 어렵게 한다. 배양실은 장비와 시설을 꾸준히 관리·운영하는 것이 핵심인데, 특정 날짜에만 배정되어 근무할 경우 시설 장비의 오염이 있을 수밖에 없다.

4) 사후관리 현황

지정기관에 대한 정기적인 질 평가나 장비 점검, 인력 역량 평가 등의 구체적인 사후 점검 체계가 존재하지 않는다.
연 1회 의료기관 자체 서면 점검을 통해 최소한의 사후관리를 하고 있으나, 서면평가는 각 기관이 서류만 잘 준비하면 되기 때문에 형식적 불과하다는 지적이 많았다. 실질적인 실사를 통한 사후관리는 통상 신고가 있으면 점검이 나오는 수준이며, 코로나 이후에는 실사가 거의 없어 사후관리 이루어지고 있지 않은 것으로 나타났다.

5) 기타: 안전관리시스템, 보관 중인 배아 처리, 생명윤리 교육

안전관리시스템이 부재하다. 배아의 생성, 취급, 보관 등의 과정에서 사고가 발생하면 이를 관리·감독기관에 보고할 의무가 없으므로 병원 내에서 끝나는 경우가 존재한다. 법적으로 안전측면에서 심각한 결함이 발생할 수 있는 여지가 충분하다.
동의서 및 기록 보관에 대한 관리 기준은 존재하나, 전산화 또는 체계화는 병원 여건에 따라 달라질 수 있으며, 시술 건수와 등록 건수의 불일

치가 발생할 수 있어 대책이 필요하다. 보관 중인 배아의 처리 기준도 명확하지 않으며, 폐기 기준, 보관 연장 기준이 병원 재량에 맡겨져 있다. 민원이 생기면 그때 처리하는 구조이기에 이로 인해 환자 관리의 어려움과 행정 부담이 증가한다고 한다고 한다.

현행 자체 서면 점검표에는 '생명윤리 교육 이수 여부'가 포함되어 있어 교육을 받아야 하는데 실제 교육을 받기 어렵다. 생명윤리 교육을 개설하는 곳이 많지 않고 오송에서 주최하는 교육의 경우 다른 직종 인력과 함께 들어야 하므로 교육을 받을 기회는 많지 않다. 지방에 거주하는 인력의 경우 교육의 접근은 더욱 제한적일 수밖에 없다고 한다.

제3절 배아생성의료기관 지정기준 및 사후관리 문제점

1. 실효성 있는 지정기준 필요

현재 지정기준은 최소한일 뿐, 적정 기준에 미치지 못한다. 실제 현장에서 현행 기준이 진료의 질을 담보하기에는 부족하다.

「생명윤리법」은 배아 파괴의 윤리성, 인간복제의 가능성, 상업화 우려 등이 제기되면서 이에 대한 사회적 통제 필요성이 대두됨에 따라 2005년 제정된 법이다. 2013년 전부 개정을 통해 인간대상연구, 인체유래물연구에 대한 윤리 심사제도를 도입하였고, 이로써 피험자 등의 권리와 건강을 보호하고, 기관위원회의 기능을 강화하며 공용기관위원회, 기관위원회 인증평가 등 생명윤리 인프라 확대를 위한 법적 근거를 강화하였다(보건복지부, 2010, p.1.). 이로 인해 현재와 같이 입법 목적을 인간과 인체유래물 등을 연구하거나 배아나 유전자 등을 취급할 때 ① 인간의 존엄과

가치를 보장하고 ② 생명윤리와 안전을 확보함으로써 ③ 국민의 건강과 삶의 질 향상으로 하고 있다.

2013년 전부 개정을 하였다 하더라도 법의 입법 목적은 기본적으로 '연구 중심의 자율 규제'에 원칙에 초점을 두고 있으므로 현행법에서의 배아생성의료기관 지정기준 및 사후관리 매우 제한적인 범위에서 명시하고 있다. 그렇다 보니 배아생성의료기관의 임상 현실을 제대로 반영하지 못하고 있다. 지정기준은 구체성과 실효성이 부족하여 형식적인 수준에 머물러 있다. 따라서 현실적인 지정기준 개선이 필요하다.

가. 인력기준 강화의 필요성

배아생성 담당인력에 대한 구체적인 자격 요건이 명시되어 있지 않다. 단순히 '1인 이상'으로 규정되어 있어, 해당 인력의 전문성, 숙련도, 지속적인 교육 이수 여부 등을 담보하기 어렵다. 인력의 실습역량과 전문성, 자격 등을 구체화할 필요가 있다.

배양실은 연속적 운영이 중요하므로 시술 건이 없는 경우에도 지속적인 질 유지가 필요하다. 환자의 안전성 측면에서도 배아생성 담당인력을 1명으로 지정하는 현행 기준의 상향 조정이 필요하다. 그러나 현재 배아생성 담당인력을 고용하기 어려운 현실을 고려하여 단순히 지정기준을 강화하는 것이 맞을지에 대한 고민이 필요하다. 아울러 인력에 대해서는 배아생성 담당인력의 자격 학과가 정리되어야 하며, 현재의 배아생성 담당인력의 자격 관리가 적합한지 아닌지를 판단할 필요가 있다.

나. 시설기준 강화 필요성

　현행 지정기준에는 배양실에 대한 명확한 기준이 없다. 방진시설, 환기시설을 갖출 것으로 명시되어 있을 뿐, 외부와의 독립된 공간으로써의 배양실에 대한 기준은 없다. 물론 배아생성의료기관 표준운영지침(2024.1)(보건복지부·국가생명윤리정책원, p11)에서 독립된 공간으로써 배양실을 설치할 것을 권고하고 있으나 여전히 공간 동선 분리 여부, 공조시스템의 안전성, 청정도 관리 등의 구체적인 항목이 제시되어 있지 않다. 또한, 이는 권고일 뿐 법적 효력은 없어 배양실의 형태는 기관 간 편차가 크다.

　배아생성의료기관에서의 주요 시설인 배양실은 외부와의 접촉이 차단된 독립된 공간으로 일정 공기청정도를 유지하는 곳이라는 점을 고려하여 배양실 시설기준을 현실화할 필요가 있다.

다. 장비기준 강화 필요성

　배아생성의료기관의 시술 중인 보조생식술의 범위에 따라 추가적인 장비 보유 현황을 요청할 수 있도록 지정기준이 변경되어야 한다. 현행법은 지정에 필요한 매우 기본적인 장비만이 명시하고 있다. 현미경, 배양기 정도만 있으면 등록이 되고, 정전 대비 장치, 자동기록 장치 등이 법적으로 요구되지 않는다. 또한, 생식세포 안전성을 확보할 수 있는 장비가 명시되어 있지 않다.

2. 사후관리

가. 사후관리에 대한 제도적 법적, 제도적 장치 부재

보건복지부는 질병관리청에 위탁하여, 「생명윤리법」 제54조(보고와 조사)에 따라, 배아생성의료기관의 자체 점검을 통해 법령에서 정하는 사항의 이행 여부를 확인하고, 이를 통해 생명윤리 및 안전을 확보하며 기관의 윤리의식을 높이도록 하고 있다. 이는 의료기관이 정해진 양식에 따라 자체 보고하는 시스템으로 구현되고 있으므로 실질적인 사후관리의 기능을 하지 못하고 있다. 또한, 서면점검은 법률상 상시 의무는 아니므로 복지부의 요청이 있으면 진행된다.

현재는 필요할 경우 현장점검이 가능하다는 규정이 있지만 실질적으로 현장점검이 이루어지지 않는지는 확인할 수 없으며, 지나치게 기관 자율에 의존하여 사후관리를 하다 보니 형식적인 요식행위에 그치는 경우가 많다. 또한, 서면점검 결과가 공개되지 않으며, 서면점검 결과가 등급제로 이루어지지 않기 때문에 국민과 배아생성의료기관을 이용하는 환자로서는 배아생성의료기관의 윤리적, 기술적 수준을 알 수 없다.

나. 배아생성의료기관의 안전확보를 위한 시스템 부재

2013년 전부 개정된 「생명윤리법」은 연구 외에 '배아의 취급'과 '생명윤리와 안전'의 개념을 포괄하고 있으나 「생명윤리법」은 본래 연구 중심의 규율이다 보니 임신 목적으로 한 의료행위에 대해서는 상대적으로 규율이 미흡하다. 이로 인해 배아생성 과정에서 윤리적, 법적 통제가 낮으며, 시술 대상자인 환자의 권리와 안전을 보장하는 제도 또한 미흡하다.

아울러 배아를 생성하고 취급하며, 이용, 처리하는 일련의 과정에서 사고가 발생할 경우 이를 보고할 체계가 존재하지 않기 때문에 안전사고를 예방하거나 신속히 대응하기 어렵다.

다. 지정취소를 판단할 수 있는 기준 부재

배아생성의료기관은 체외수정시술을 하기 위해 지정에 필요한 시설 및 인력 등을 갖춘 경우이므로 이를 갖추지 않으면 행정 처분이 내려지고 3차례 위반 시 지정이 취소된다(김명희 외, 2019). 또한, 배아생성의료기관은 시설, 장비 기준뿐만 아니라, 「생명윤리법」에 대한 제23조제3항, 제24조제2항, 제25조제4항, 제27조제3항, 제27조제1항과 2항, 제3항의 의무를 다하지 않았을 때도 지정이 취소되거나 업무가 정지되는 등 행정처분을 받을 수 있다. 그런데 지정 취소를 판단할 수 있는 근거가 부재하다. 즉 위반 사실 여부를 확인하기 어려우므로 실제 제재의 어려움이 존재한다.

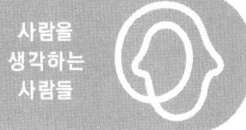

제3장

해외 주요국 보조생식술 의료기관 지정 및 사후관리 현황

제1절 프랑스
제2절 대만
제3절 미국
제4절 소결

제3장 해외 주요국 보조생식술 의료기관 지정 및 사후관리 현황

제1절 프랑스

1. 법적 근거 및 관리·감독 기구

프랑스의 보조생식술(Assistance Médicale à la Procréation, AMP) 제도는 「생명윤리법(Lois de bioéthique)」과 「공중보건법전(Code de la santé publique, CSP)」이란 양 법률에 근거하여 운영된다. 즉, 생명과학과 보조생식술 정책에 있어 국가가 지향해야 할 기본 원칙과 윤리적 규범을 규정한 「생명윤리법」과 「생명윤리법」이 제시한 기본 원칙들이 의료현장에서 적용할 수 있도록 구체적인 행정규정과 집행 체계를 명시한 「공중보건법전」에 의해 보조생식술 제도가 엄격하게 운영되며, 구체적인 행정규정 및 집행 체계, 즉 운영지침은 생명의학청(Agence de la Biomédecine, ABM)의 제안에 따라 보건부 장관의 명령에 의해 「공중보건법전」에 명시된다.

프랑스의 보조생식술을 관장하는 기구는 보건부, 생명의학청 및 지역보건청(Agences régionales de santé, ARS)이다. 보건부는 중앙행정기관으로서 국가 보건사무 전반을 총괄하고, 생명의학청은 보조생식술 분야의 규제 기관으로서 보조생식술 의료기관의 전국 단위의 허가, 보조생식술 운영지침 제정, 통계 관리, 윤리적 가이드라인 제정 등 질 관리 전반을 담당한다. 지역보건청은 지역 차원의 실행, 감독, 조정 기관으로, 생명의학청과 협력하여 보조생식술 의료기관의 인가 및 등록을 담당하며, 시설과 인력 요건을 점검하고 서비스의 안전과 품질을 모니터링한다

(이수형 외, 2024).

2. 보조생식술 의료기관 허가

가. 허가 절차

프랑스는 보조생식술을 하나의 포괄적인 행위로 보지 않고, 여러 개의 전문적인 '생물학적 활동'과 '임상적 활동'의 조합으로 정의한다.

인공수정 및 난소 자극을 제외한 보조생식술 임상 활동은 의료기관에서만 수행할 수 있으며, 보조생식술의 생명학적 활동은 의료생물학 실험실(Laboratoire de biologie médicale, LBM)에서만 수행할 수 있다.

〈표 3-1〉 보조생식술 행위의 허가 항목

생명학적(biologique) 활동 허가 항목	임상적(clinique) 활동 허가 항목
① 인공수정용 정자 준비 및 보관(IA) ② 체외수정 관련 활동(미세정자주입술 포함)(FIV) ③ 기증 목적 정자 준비, 보관 및 제공(RCS) ④ 기증 목적 난자 준비, 보관 및 제공(PCO) ⑤ 자가 사용을 위한 생식세포 및 배아 조직 보관(CAG) ⑥ 자녀계획을 위한 배아 보관(CEP) ⑦ 수증을 위한 배아 보관 및 제공(CEA) * 준비: 생식세포, 생식 조직 또는 배아의 가공, 취급, 처치 및 냉동과 관련된 모든 활동, 그리고 생식세포, 생식조직 및 배아의 생물학적 또는 물리적 악화를 방지하거나 지연시키기 위해 화학물질을 사용하거나 주변 환경을 변경하거나 다른 공정을 사용하는 활동 * 보관: 생식세포, 생식 조직 및 배아를 이용 가능하게 될 때까지 통제하고 적절한 조건 하에 유지하는 것	① 보조생식술 목적 난자 채취(POC) ② 정자 채취(PS) ③ 배아 이식(TEM) ④ 기증 목적 난자 채취(POD) ⑤ 배아 기증/수증 시술(AE)

출처: 공중보건법전. 제R2142항 1조. (2021.12.30. 개정, 2023.6.1. 시행)

보조생식술의 임상 및 생물학적 활동을 위해서는 허가가 필요하며, 의료기관 및 실험실은 허가받은 항목에 한해서만 활동이 가능하다. 따라서 보조생식술 의료기관은 임상적 활동에 대한 허가와 생명학적 활동 허가를 각각 취득해야 한다. 이러한 이중 구조는 임상적 활동과 배아·난자의 생물학적 처리 활동을 명확히 분리하여 관리하기 위한 것이다. 허가의 유효기간은 7년이며(공중보건법전. 제R2142항 1조), 만료 후에는 재신청을 통해 다시 허가를 받아야 한다.

또한, 의료생물학 실험실은 보조생식술의 생물학적 활동에 대한 허가를 신청하기에 앞서 프랑스 인증기관(Cofrac)으로부터 의료생물학 인증(Accréditation en biologie médicale, ISO 15189)을 반드시 취득해야 한다. 최초(공중보건법전. 제L2142항 1조) 인증의 유효기간은 4년이며, 이후에는 최대 5년 단위로 갱신할 수 있다.

허가 절차는 다음과 같다. 첫째, 의료기관 및 의료생물학 실험실이 생명의학청에 허가를 위한 신청서류를 제출하면, 생명의학청은 해당 기관의 인력, 시설, 장비, 운영 시스템이 신청한 활동을 수행하기에 적합한지 여부를 심사한다. 둘째, 생명의학청의 '적합' 의견을 받은 기관이 관할 지역보건청에 최종 허가를 신청하면, 지역보건청은 생명의학청의 '적합' 의견과 해당 지역의 의료 수요 및 자원 분배 계획 등을 고려하여 최종적으로 허가를 발급한다.

허가 신청서는 행정적 사항과 기술적 사항으로 구분되며 보조생식술 활동에 대한 허가 신청서류는 다음과 같다.

〈표 3-2〉 보조생식술 활동을 위한 허가 신청서

행정 서류[1]		
시설 소개	신청 주체	- 서류 신청자 정보 - 제출서류 (기관 및 회사 정관 사본, 신청 활동과 관련된 이사회 또는 심의기구 심의(생명의학청)

행정 서류[1]		
	시설보건 활동	시설의 보건 활동을 간략하게 작성: 병상 및 설치된 장소, 기술 플랫폼 (실험실)
	신청활동 진행장소	시설정보
	시설 활동 유형	계획서, 동기서 작성, 신청 유형 활동 기간 명시, 임상의료 다학제 체계 제시, 현재 예산 및 예상되는 운영 예산 제시, 해당되는 경우 현재 수행되고 있는 활동 설명, 신청 활동 제시, 임상적 또는 생명학적 부분을 담당하는 승인된 의료 시설 목록 제시
	인력	- 초음파검사지, 마취과 의사, 심리학자, 정신의학 자격을 갖춘 의사, 조산사, 전염병 전문가, 바이러스 전문의, 간 전문의, 기타 협력자를 포함하여 보조생식술의 전체 활동에 배정된 직원의 조직도 첨부 - 직원들 중 보조생식술 신청 활동에 배치될 인력 지정 - 자격을 갖춘 자 또는 자격을 취득하는 과정에 있는 임상의 및 의료생명학자의 목록 제공(이름, 직위, 직무 상태, AMP 활동 노동시간, 수행활동, 승인 날짜 명시) - 코디네이터 임상의 지정 - 책임자 지정 - 보조생식술 감시 담당자 및 대리인
기술 서류[2]		
시설	설계도	신청한 보조생식술 활동을 이행할 수 있도록 건물 내 설계를 다음과 같이 이행한다. 1. 임상 활동이 수행되는 장소의 설계 - 다양한 방의 사용, 보조생식술 전용인지 명시하기 - 상담 영역 - 외과적 또는 비외과적 채취 영역 - 배아이식구역 - 방사선 사진 영역(해당되는 경우) - 혈액채취 구역(해당되는 경우) - 생명학적 활동을 수행하는 실험실의 위치 - 요청된 양식에 대한 환자 이동 과정을 시각화할 수 있도록 하는 흐름 표시(하나 이상의 평면에 컬러 화살표로 표시하는 것이 좋음): 환자, 직원, 생식세포 시료, 장비 및 소모품, 폐기물 제거 이동 방향 - 환자요청에 따른 의료팀과의 상담이 이루어지는 공간 시술실 근처 또는 내부 장비가 갖추어진 채취실, 비서실, 기밀 유지를 위한 문서보관실 2. 첫 상담부터 치료 종료까지 환자의 여정에 대한 설명 다이어그램
	조직 배치	- 위생 및 안전 규칙과 그곳에서 수행되는 활동에 따른 각 채취실(벽, 천장, 바닥, 에어락, 벤치, 보관 시스템, 공기조절)의 배치 간략 설명 다음 사항에 대해 자세히 설명하기 - 생명학적 활동 시설에 대한 시료 운송 회로(사람과 제품의 안전, 온도 추적성 및 식별 수단) - 생식세포 준비실(기밀 또는 비기밀 공간 및 환경 명시) - 질소를 사용하여 생식세포를 보존하기 위한 시설

기술 서류[2)	
추적성 (정보시스템)	- 사용되는 소프트웨어 이름, 버전 - 데이터 보안: 컴퓨터 및 종이 데이터를 보호하기 위해 구현된 수단을 설명, 컴퓨터 백업 수단을 설명, 정보보호선언(CNIL)
질 관리	- 품질 보증 관리자 및 그의 대리인의 이름, 직위 - 품질 관리 시스템(문서 관리, 이상 모니터링, 시정 조치) 설명 - 절차 및 운영 바업 목록을 첨부 - 모든 절차는 서면으로 가능한가?(예/아니오) - 관련 절차 첨부(보조생식술 위험, 병원 내 감염 보고) - 채위 시료 구역의 계약(유지관리, 청소) 목록 첨부 - AMP 활동에 대한 품질 인증(예: 유형, 날짜/아니요/진행 중) - 임상-생명학 의료파일 형식(종이/컴퓨터 파일) - 문서 보관 절차와 위치를 설명 - 보조생식술 신청자에게 정보제공 방법을 설명하고 제공된 문서 사본 첨부(신청인의 이익을 이해 보조된 배우자의 미래에 대해 정기적으로 상담을 받는 상황, 이익을 위해 보존된 배우자로부터 출산이 이루어질 수 있는 가능성 평가하는 상황, 과학적 지식이 있는 상태에서 보조생식술의 부작용과 단기 및 장기적 위험(이로 인해 발생할 수 있는 어려움과 제약 포함) 설명) - 새로운 활동에 대한 평가 설명: 요청 방식(전화, 이메일, 온라인 예약 플랫폼)에 관계없이 요청과 첫 번째 상담 사이의 처리 시간 등 고려된 지표, 한자 만족도를 평가하는 절차 또는 방법

기관 사이의 협력	1. 임상 및 생명학적 행위 결합을 위한 조치 구제책 설명
	2. 기타 협력
	  - 신청 기관과 활동 수행, 특히 보조생식술의 생명학적 활동(예: 건강 안전 목적을 위한 의학생명학 검사) 및 해당되는 경우 난소 자극에 참여하는 시설 또는 인력 간의 협력 조직 설명
	  - 이러한 활동에 대한 협력 계약서 사본 첨부
	  - 유전학, 심리학, 정신의학, 비뇨기과, 생물학, 기타 분야의 협력 목록 또는 통신원 목록 첨부
	  - 책임자 또는 활동을 위해 제안된 시설 담당자 서명, 날짜
	  - 부서장의 서명, 날짜, 기관장의 이름과 서명, 날짜

출처1: Agence Régionale de Santé Ile-de-France (일드프랑스 지역보건청), Dossier promoteur de demande d'autorisation d'activité de soins en : Assistance médicale à la procréation dans le cadre des nouvelles autorisations créées en AMP, p.5-8.,
https://www.iledefrance.ars.sante.fr/dossiers-types-de-demandes, 2024.10.23. 인출

출처2: Agence Régionale de Santé Ile-de-France (일드프랑스 지역보건청), Dossier promoteur de demande d'autorisation d'activité de soins en : Assistance médicale à la procréation dans le cadre des nouvelles autorisations créées en AMP, p.8-11,
https://www.iledefrance.ars.sante.fr/dossiers-types-de-demandes, 2024.10.23. 인출

나. 허가 기준

프랑스에서 보조생식술 의료기관 및 의료생물학 실험실은 전문화된 인력, 안전한 시설·장비, 명확한 책임 구조, 정기적 교육, 위생·관리를 충족해야 하며 ISO 15189 표준 기준과 EU 2017/745 규정을 준수해야 한다. 보조생식술 활동 기관들이 준수해야 하는 기준은 「공중보건법전」과 「보조생식술의 임상 및 생물학적 우수 실무 규정에 관한 법률」(프랑스 보건부, 2023)에 상세하게 작성되어 있다. 이중 핵심적인 허가 기준을 정리하면 다음과 같다.

1) 임상적 활동 허가 기준 (의료기관)

(1) 최소 인력 기준

「공중보건법전」제R2142항 18조에 따라 보조생식술을 시행하는 의료기관은 다음의 인력 기준을 충족해야 한다. 최소인력 기준으로, 난자 채취, 배아 이식 등을 담당하는 산부인과 전문의(또는 의료부인과 전문의 내분부과 전문의), 정자 채취 등을 담당하는 비뇨기과(외과 전문의 또는 산부인과 전문의)를 두어야 한다. 해당 전문의는 국가가 공인하는 별도의 세부 전문 교육과정을 이수해야 한다(공중보건법전, 제R2142항 10조). 환자 상담을 위해서 정신건강 전문가(정신과 의사 또는 심리학자 또는 정신의학 교육을 받거나 경험이 있는 간호사) 1인을 두어야 하며, 필요 시 사회복지 보조원을 둘 수 있다.

이외에도 시술을 안전성을 확보하기 위해 의료기관 내에 숙련된 초음파 전문의와 마취과 전문의가 상주하거나 연계되어야 한다(공중보건법전, 제R2142항 22조).

〈표 3-3〉 프랑스, 보조생식술 의료기관 허가를 위한 최소 인력

1. 난모세포 채취를 위한 의사	
- (전문분야) 산부인과, 비뇨기과, 내분비학, 당뇨병, 대사질환	
- (자격) 국가가 공인하는 별도의 세부 전문 교육과정 이수	
정자 채취를 위한 의사	
- (전문분야) 비뇨기과, 일반외과, 산부인과	
- (자격) 국가가 공인하는 별도의 세부 전문 교육과정 이수	
2. 환자 면담 및 심리정신 지원을 위한 인력	
- 정신과 의사 또는 임상 심리학자 또는 정신의학 교육을 받았거나 경험이 있는 간호사 1명	
3. 사회적 지원이 필요한 경우	
- 사회복지 보조원	
의료기관 내 생물학적 활동을 인가받은 경우에는 다음 인력을 두어야 함.	
- 의학 생물학자 1인	
- 실험실 기술자 1인	

출처: 공중보건법전. 제R2142항 18조. (2021.12.30. 개정, 2023.6.1. 시행)

(2) 시설 및 공간 기준

「공중보건법전」 제R2142항 23조 ~ 제R2142항 26조에 따라 상담실, 난자채취실, 배아이식실을 갖춰야 하며, 기밀을 유지할 수 있는 행정공간인 사무실 및 의료기록 보관실을 두어야 한다. 그 외 직원을 위한 식사와 휴게 공간과 유사 시 환자가 입원할 수 있는 시스템을 조직해야 한다.

여기서 배아이식실은 환자의 프라이버시가 보호된 환경으로 위생적인 별도의 공간이어야 하며, 난자채취실은 「공중보건법전」 R2142항 24조에 정한 설비를 갖추고, 수술실 또는 마취시설 가까이 위치해야 하며, 마취 관리에 필요한 기준을 충족해야 한다(프랑스 보건부, 2023).

(3) 장비 기준

필수 장비로 「보조생식술의 임상 및 생물학적 우수 실무 규정에 관한 법령 수정안」(프랑스 보건부, 2023)에 따라 산부인과 시술 장비. 초음파,

마취기기, 무균 환경 장비 등을 갖춰야 한다. 난자 채취용 장비로는 2대 이상의 초음파 장비, 규정에 따라 멸균 처리된 초음파 프로브 2개, 일회용 난모세포 채취 장비, 채취된 난포액을 일정 온도를 유지하면서 실험실로 자동 운반하는 2개 이상의 보관 케이스를 갖춰야 한다(프랑스 보건부, 2023).

2) 생물학적 활동 허가 기준 (의료생물학 실험실)

의료생물학 실험실은 정액 채취 및 처리, 난자 처리와 수정, 배양, 배아 동결보존, 정자 또는 난자 기증 시료 보관 및 제공, 환자 본인 사용의 생식세포 및 조직 보존 등의 배아 및 생식세포를 취급·관리하는 일련의 행위를 담당한다. 의료생물학 실험실의 허가 기준은 다음과 같다.

(1) 최소 인력 기준

의료생물학 활동을 위해 최소 의료생물학자 1명과 생명연구기술자 1명을 반드시 확보해야 한다(「공중보건법전」. 제R2142항 18조).
의료생물학자는 「공중보건법전」 제L6213항 1조, 제L6213항 2조 또는 제L6213항 2-1조에 따른 의료 생물학자로, 의사 또는 약사 면허 취득 후 의료생물학 전공 과정을 수료한 인력을 말한다. 생명연구기술자는 국가 공인 실험실 기술자로서, 실제 배아 조직과 배양을 수행하는 임상 배아학자이다.

(2) 시설 및 공간 기준

「공중보건법전」 제R2142항 26-1조에 따라 다음 세 가지 시설인 정자

채취실, 배양 및 조작실과 보존실은 필수로 갖춰야 한다.

정자채취실은 오직 정자 채취를 위한 목적으로 사용되는 전용 공간으로 사생활 보호와 위생관리가 확보되어야 한다.

배양실로 불리는 배양 및 조작실은 난자와 정자를 준비하고, 수정하며, 배아를 배양하는 공간으로, 일반구역과 기밀(청정)구역으로 구분되어 무균 상태와 공기 질을 통제한다(프랑스 보건부, 2023).

외부 오염원이 청정 구역으로 들어오는 것을 방지하기 위해 배양실 출입구에 감압실 자동제어장치문이 설치해야 하며, 실내 공기 입자와 미생물 수준을 관리하기 위해서 전실과 배양실에 헤파필터 등을 갖춘 공기 정화 환기 시스템이 설치해야 한다. 청정 구역 내부는 EU GMP 기준을 준수하며 최소 D 단계 수준 내 A 등급의 공기 입자 및 미생물 환경에서 시행해야 한다, 또한 배아 조작(ICSI, 생검, 유리화 등)은 클린벤치 또는 생물안전작업대(Class II) 내부의 A 등급 작업 환경에서 수행해야 한다(프랑스 보건부, 2023).

보존실은 배아 및 생식세포(또는 조직)를 냉동 보관하는 전용 공간으로, 최소 20m³ 규모를 갖추고, 환기장치를 설치하며, 습도와 온도를 조절하여 결로, 성애 또는 얼음 침전물 형성을 예방해야 한다. 액체질소 탱크 등 냉동보존 장비를 갖춰야 하며, 산소 농도 측정기가 설치되어야 하고, 도난 및 불의의 사고를 예방하기 위해 시각청각 경보시스템, 자급식 호흡 장치(ARI) 등의 안전장치가 구비되어야 힌다(프랑스 보건부, 2023).

(3) 장비 기준

정자 준비 및 처리를 위한 장비로, 수직형 무균 작업대, 원심분리기, 정립현미경, 배양기(인큐베이터) 등을 갖춰야 한다. 일반 체외수정을 위한 장비로는 Class II 생물안전작업대 또는 반밀폐형 작업 환경을 갖춘 작업대, 도립현미경, 미세피펫 장치 및 측정기, 입체현미경, 이산화탄소 농도와 온도를 제어할 수 있는 CO_2 배양기 최소 2대 이상을 갖춰야 하며, CO_2 배양기는 온도조절 시스템과 알람이 연결되어 온도 이상이나 기체 공급 이상 시 즉각 감지할 수 있어야 한다. 세포질내 정자주입술(ICSI)을 시행할 경우, 미세조작 장치가 부착된 도립현미경과 가열 스테이지를 갖춰야 한다. 배아 및 생식세포 동결·보관 장비로는 보관 용기 및 튜브 용접기, 냉동기, 액체질소 보관 탱크, 비트리피케이션 작업대 등이 설치해야 한다(프랑스 보건부, 2023).

3) 역할과 책임

프랑스는 인력, 자원, 자금 확보, 품질관리체계 준수를 보장하는 시설의 대표인 승인 보유자, 의료생물학 실험실의 책임자, 시설의 다학제적 기능을 조직하는 코디네이터, 임상 및 실험 시설의 품질을 담당하는 품질 담당자, 이상사건 보고 등 감시 담당자 등 주의 직위별로 역할과 책임을 부여하는 다층적인 관리체계를 두고 있다.

4) 공통 요구사항

임상 의료기관과 의료생물학적 실험실 모두 직위·직무표를 작성하여 직원의 업무, 책임, 근무시간, 자격, 경력, 교육 내역을 최신 상태로 관리해야 한다. 모든 직원은 직무와 관련된 교육을 정기적으로 받아야 하며, 보조생식술의 심리사회적 측면, 품질·위생·신기술, 안전(화재·질소 취급 포함) 등에 대한 교육이 포함된다. 또한 추적성과 신원확인 절차에 대한 위험관리 교육도 필수적이다.

3. 보조생식술 의료기관 지정 후 사후관리 체계

가. 재지정

앞서 언급했듯이 의료기관 및 의료생물학 실험실의 허가 유효기간은 7년이며, 기간 만료 시 재지정을 위해 재평가 절차를 거쳐야 한다. 의료생물학 실험실의 경우 이와 지역보건청을 통해 프랑스 인증기관의 의료생물학 인증을 받아야 하며, 최초 인증의 유효기간은 4년이며, 이후 5년 단위로 갱신해야 한다.

나. 정기 평가·감사

보조생식술 승인을 받은 의료시설, 조직, 그룹, 실험실은 지역보건청으로부터 최소 2년마다 평가 또는 감사를 받게 된다.

지역보건청으로부터 매년 지역보건청에 제출한 '연간 활동보고서'와 생명의학청의 「보조생식술의 임상 및 생물학적 우수 실무 규정에 관한 법률」(프랑스 보건부, 2023)에 따라 평가를 받는다. 1차 서류 검사가 충분하지 않거나 심각한 사건 또는 부작용이 있을 경우, 또는 정기 주기(2년) 도래 시 선제적 차원에서 현장조사가 이루어지기도 한다. 평가 결과 조건부 적합을 받은 기관에게는 시정명령을 부과 후 기한 내 개선을 요구하며, 부적합 기관에게는 활동 정지 또는 허가 취소 등의 제재를 가할 수 있다.(「공중보건법전」 제L12142조 4~5항).

의료생물학적 실험실은 지역보건청의 최소 2년 주기 평가 이외에 Cofrac에 의한 인증에 대한 감사를 받는다. 인증에 대한 감사는 첫 번째 인증 주기 동안 매년 현장 평가를 통해 이루어지고, 이후의 주기 동안은 최대 18개월마다 이루어진다. 품질경영시스템(SMQ), 문서관리, 내부 감사, 위험관리, 기술적 역량, 직원 자격교육 이수 상태, 이상사례 및 부작용 보고 체계에 대해 평가하며 조건부 적합을 받은 기관에게는 개선 명령 및 재심사를, 부적합 기관에게는 인증 취소 또는 일시 정지의 제재를 가할 수 있다(공중보건법전. 제L2142항 3조).

보건부장관 권한 하에 지역보건청 장은 유럽연합국가, 유럽경제협정 국가의 관한 당국과 유럽위원회에 배아 및 배아조직을 채취하는 시설과 관련하여 감사 결과와 기타 감독 사항의 모든 정보를 전달한다(「공중보건법전」 제R2141항 33조). 이러한 미션을 행하기 위하여 생명의학청은 관련 통제, 조사를 담당하는 검사관을 지정하고 행정당국에 해당 검사관이 감독에 참여할 수 있도록 요청할 수 있다(「공중보건법전」 제L1418조 2항).

또한, 인가받은 기관은 보건부 장관의 명령으로 결정된 방식에 따라 연간 활동보고서를 지역보건청 및 생명의학청에 제출해야 하며, 생식세포와 배아의 채취, 보관 및 사용 내역을 철저히 기록·관리해야 한다(공중보건법전. 제L2142항 2조). 만약 법령상의 의무를 위반하거나, 시술 건수 혹은 성공률 등 성과가 현저히 미흡한 경우 인가 취소 또는 일시 정지 등 제재가 취해질 수 있다(공중보건법전. 제L2142항 3조).

제2절 대만

1. 법적 근거 및 관리·감독 기구

대만의 보조생식술 의료기관의 지정 및 관리는 「인공생식법(人工生殖法)」에 근거한다. 보조생식술 의료기관의 허가에 관한 기본적인 사항은 인공생식법 제6조에 명시하고 있으며, 구체적인 지정기준과 절차는 하위 행정규정인 「인공생식기관허가방법(人工生殖機構許可辦法)」(이하 "허가방법")에서 상세히 규정하고 있다.

인공생식에 관한 주무관청은 보건복지부(衛生福利部)이며, 실질적인 관리업무는 보건복지부 내 국민건강서(國民健康署)가 담당한다. 구체적으로, 보건복지부는 법규의 제·개정, 정책 수립, 허가증 발급 등의 총괄적인 역할을 수행하고, 실질적인 자료관리, 심사, 현장조사 등의 업무는 국민건강서 또는 위탁관리 기관에서 처리한다. 이외 「인공생식법」 제4조(2014)에 의거, 보건복지부는 관련 학자, 전문가, 민간단체 대표 등으로 구성된 자문위원회를 설치하여, 사회 윤리 및 의학 발전을 고려한 법률 이행 상황을 정기적으로 심의한다.

2. 보조생식술 의료기관 지정

가. 지정 절차

보건복지부로부터 허가를 받은 의료기관만이 인공생식의 시술, 생식세포의 기증·보관 제공업무 등의 보조생식술을 행할 수 있다.
의료기관이 보조생식술 의료기관 허가를 처음 신청할 경우 신청서류를 주무관청인 보건복지부에 제출하면, 주무관청은 허가신청을 수리하고,

서면심사를 한 후 현장심사를 거쳐 3년간 유효한 허가증을 발급한다(「허가방법」 제2장 제7조, 2014).

최초 지정심사는 해당 의료기관이 안전하고 윤리적인 보조생식술을 수행할 수 있는 기본적인 역량과 시스템을 갖추었는지를 중점적으로 본다. 운영 실적이 없기에, 인력, 시설 및 장비 증빙자료와 더불어 향후 실험실을 어떻게 체계적으로 관리하고 운영할지에 대한 표준운영지침서(SOPs)를 제출하여 평가받는다.

〈표 3-4〉 대만, 보조생식술 의료기관 최초 신청 시 제출해야 할 서류

관련 서류
1. 의료기관 개설허가 사본
2. 자격증빙 포함 인력 명부
3. 시설·장비 목록
4. 다음을 포함한 표준운영지침 ① 배양액 준비 ② 정자 및 난자의 준비 및 수정 ③ 난자 및 배아의 등급 분류 ④ 현미경을 이용한 미세조작 ⑤ 냉동 및 해동, 컴퓨터 제어식 냉동고 또는 이와 준하는 냉동배아 장비의 조작 절차 ⑥ 이산화탄소 배양기의 점검 규격 ⑦ 배아실의 품질관리 조치
5. 이산화탄소 배양기, 컴퓨터 제어식 냉동고 또는 이에 준하는 냉동배아 장비의 작동 시험기록

출처: 인공생식기관허가방법, 제2장 제6조. 2014.

나. 지정 기준

1) 인력 기준

보조생식술 의료기관으로 지정받고자 하는 의료기관은 최소 인력으로 전임 시술의사 2명, 전임기술자, 전임 또는 시간제 상담사를 두어야 한다.

각 담당자의 자격 요건은 다음과 같다.

의사 인력으로, 일정한 수련을 받은 산부인과 전문인 전임 시술의사 2명 이상을 두어야 하며, 이 중 1명을 의료기관의 책임자로 지정하여야 한다. 전임 시술의사의 자격요건은 아래와 같다.

첫째, 주무관청인 보건복지부가 인정한 의료기관에서 2년 이상 인공생식기술 및 생식내분비 관련 임상의학을 수련받고, 수련 기간 최소 40건 이상의 수술에 참여하여야 한다. 둘째, 기본 수련을 마친 후 1년이 지난 후 3년마다 주무관청이 인정한 의료기관에서 36시간 이상의 보수교육을 이수해야 한다. 보수교육으로 인공생식기술, 생식내분비, 심리, 윤리 및 법률과정이 포함되며, 이 중 심리, 윤리 및 법률과정 교육은 최소 5시 이상 이수해야 한다(「허가방법」 제2장 제3조, 2014). 기본 수련을 이수한 경우에는 수련내용, 지도 의사, 실제 수술사례의 세부사항을 포함한 인증문서를 받아야 한다. 수련 기관은 주무관청의 병원평가를 거친 의학센터 또는 의과대학 부속 교육병원으로, 연간 시술 횟수가 100회 이상이고, 38에 이하 환자의 치료 주기별 누적 출생아율이 25% 이상이어야 한다(「허가방법」 제2장 제3조, 2014).

전임 기술자(專任技術員)는 우리나라의 배아생성 담당인력에 해당하는 기술자로 학사학위 이상을 소지한 생물학 관련 전공자로서, 일정한 수련을 받는 사람을 말한다. 일정한 수련 요건은 다음과 같다.

첫째, 주무관청이 인정한 의료기관에서 인간의 정자, 난자 및 배아의 조작, 배양 및 냉동, 수정과정 및 배아품질판독에 관한 교육을 1년 이상 받고, 수련 기간 중 20회 이상 체외수정조작을 직접 수행해야 한다. 둘째, 주무관청이 인정하는 불임, 인공생식기술, 생식내분비학, 심리학, 윤리 및 법률 과목에 대해 3년마다 총 18시간 이상의 보수교육을 이수해야 하며, 이 중 심리학, 윤리 및 법률 과목은 최소 3시간 이상이어야 한다. 품질

판독교육을 이수한 경우에는 관련 교육 내용과 체외수정 조작 사례의 세부 사항을 포함한 증명서를 취득해야 한다. 수련 기관은 연간 난자채취 건수가 50회 이상이어야 하며, 38세 미만 환자의 치료 주기별 누적 출생아율이 25% 이상이어야 한다(「허가방법」 제2장 제4조, 2014).

대만은 전임 기술자의 경우 최소 인원수를 명시하지 않고, 전임 기술자 확보 및 업무 지속성 요건(인력 공백시 업무중지, 시정)을 통해 실질적 최소 역량을 담보하고 있다(「허가방법」 제2장 제12조, 2014).

〈표 3-5〉 대만, 「보조생식의료기관 기술 인원 자격 생물학 관련 전공

관련 전공			
1. 의학과 2. 한의학과 3. 치과학과 4. 약학과 5. 의학실험생명공학과 6. 간호학과 7. 식품 및 건강영양학과 8. 물리치료학과	9. 작업치료학과 10. 의료방사선공학과 11. 호흡치료학과 12. 심리학과 13. 동물과학과 14. 동물학과 15. 세포생물학과 16. 생명과학과	17. 생명공학과 18. 생화학과 19. 미생물학과 20. 생물학과 21. 축산학과 22. 생리학과 23. 수산학과 24. 수산식품과학과	25. 수의과학과 26. 곤충학과 27. 동물자원과학과 28. 생명의학과 29. 의생명과학과 30. 수생물학과 31. 농화학과 32. 분자생물학과 33. 기타 본 부서에서 인정하는 전공

출처: 인공생식기관허가방법, [별표 1] 인공생식의료기관 기술인원 자격 생물학 관련 전공 알람표 (人工生殖機構技術員資格生物相關系、所一欄表) 2014.

이외 전임 또는 시간제 상담사를 두어야 하며, 이는 일정한 수련을 받은 의료인(醫事人員) 또는 사회복지사여야 한다. 이때의 일정한 수련 요건은 다음과 같다.

첫째, 주무관청이 인정한 의료기관에서 3개월 이상 불임, 인공생식 기술, 상담, 관계법령 등의 교육을 이수해야 한다. 둘째, 주무관청에서 인정하는 불임, 인공생식기술, 생식내분비, 상담, 심리, 윤리 및 법률과정에 대하여 3년마다 총 18시간 이상 보수교육을 이수해야 하며, 이 중 심리, 윤리 및 법률과정은 최소 3시간 이상이어야 한다. 의사, 전임 기술사와

마찬가지로 수련 후 관련 교육 내용이 포함된 인증문서를 받아야 한다 (「허가방법」 제2장 제5조, 2014).

2) 시설 및 장비 기준

보조생식술 의료기관으로 허가받기 위해서는 인력 요건 외에도 시설 및 장비 기준을 충족해야 한다. 우선, 시설기준으로 '의료기관 설치기준'의 수술실 요건을 충족한 수술실과 독립된 배양실을 별도로 설치해야 한다. 배아실은 외부 환경으로부터 분리된 공간으로, 내부는 무균 환경과 안정적인 배양 조건을 유지할 수 있는 장비를 구비해야 한다. 주요 장비로는 광학·현미경 장비, 무균 작업환경, 배양 및 온도 유지 장치, 냉동저장설비, 멸균소독 장비, 시술보조 장비이며, 구체적인 장비는 〈표 〉와 같다.

〈표 3-6〉 대만, 보조생식술 의료기관 지정을 위한 시설 및 장비

시설 및 장비 목록	
1. 수술실: 의료기관 기준에 명시된 수술실 설계 요건에 부합할 것	12. 액체질소 저장용기, 냉동 바이알 또는 냉동 튜브
2. 독립 배아실	13. 고압증기멸균기
3. 상차 도립현미경 및 온도 조절 장비	14. 초음파 및 경질초음파 난자채취 장비
4. 해부현미경 및 온도 조절 장비	15. 미세조작 시스템
5. 무균작업대	16. 순수제조기
6. 2대 이상의 이산화탄소 배양기	17. 정자계수기
7. 수조	18. 진동기
8. 원심분리기	19. 분석용 전자저울
9. pH 측정기	20. 약품 보관용 건조함
10. 삼투압측정기	21. 비상 전원 공급장치
11. 컴퓨터 제어식 냉동고 또는 이에 준하는 냉동 배아 장비	22. 일반 광학현미경

출처: 인공생식기관허가방법, [별표 2] 의료기관의 인공생식의료기관 설립을 위한 시설과 장비(醫療機構申請設立人工生殖機構之設施與設備), 2014.

3. 보조생식술 의료기관 사후관리

가. 정기적 자료 통보

　지정된 보조생식술 의료기관은 「인공생식 자료통보 및 관리조치」에 따라 정기적으로 시술관련 정보를 보건복지부에 통보해야 한다. 이는 전산시스템을 통해 이루어지며, 보건복지부는 이 데이터를 관리하고 언제든지 기관의 관련 자료를 사찰할 수 있다. 의료기관이 보건복지부에 통보해야 할 정보는 다음과 같다.
　첫째 주간보고로, 배란 유도 약물 사용 등 치료 주기에 들어간 환자 명단을 매주 보고해야 한다. 둘째, 분기별 보고로, 인공생식 개별 사례에 대한 상세 자료를 분기별로 제출해야 한다. 셋째, 연간보고로, 시술 부부의 생식세포 또는 배아의 폐기 현황을 매년 보고해야 한다. 넷째, 수시보고로, 기증자의 건강검진 결과, 시술 결과, 생식세포 폐기 등은 사유 발생 시 정해진 기한 내에 보고해야 한다. 이러한 통보 자료의 정시성과 정확성은 재지정 평가항목에 포함된다.

나. 재지정

　1) 재허가 심사

　보조생식술 의료기관은 허가 만료 3개월 전에 「허가방법, 별표 3, 인공생식의료기관 재허가 심사항목표」에 기재된 인력자격, 훈련증빙자료, 시설장 유지보수 기록, 배양실 표준운영지침, 품질관리(QC)기록, 지정된 작업기록 표본 등의 자료를 제출하며, 주무관청은 '인공생식기관 재허가 심사항목, 기준 및 배점표(「허가방법」 [별표 4], 2014)'에 따라 심사를 한다. 평가항목은 인력기준 및 관리, 시설·장비 기준 및 관리, 실험실 품질 및 기록 관리 여부로 구성되며 실험실 품질 및 기록 관리 항목이 평가에서 가장 큰 비중을 차지한다.

재허가 심사결과 총점 100점의 85% 이상이면 통과, 90% 이상이면 다음번 허가신청 시 현장검사가 면제될 수 있다. 그러나 심사에서 90점 미만을 받거나, 서류 심사에서 문제점이 발견될 경우 현장실사가 진행될 수 있다(「허가방법」 제2장 제8조. 2014).

〈표 3-7〉 대만, 인공생식기관 재허가 심사항목 및 배점

심사항목 및 기준	배점
Ⅰ. 직원의 업무수행결과평가를 정기적으로 수행한다.	8점
Ⅱ. 실험실 장비 전담자의 유지·보수 기록	8점
Ⅲ. 실험실의 품질관리	84점
(1) 각 항목의 작업기록이 있다.	
1. 시술부부의 기본자료, 각종 검사, 평가자료(사례별 적응증 포함), 시술과정 및 결과 및 시술동의서(사본)	6점
2. 기증자와 기증을 받아 시술을 받은 부부의 기본자료, 각종 검사, 평가자료 및 시술결과, 배아저장 및 파기상황	6점
3. 배양액 조제 또는 품질테스트 등 관련 자료	2점
4. 배란유도 방법(배란제 종류 포함)	4점
5. 난포의 흡인물 확인, 난자 식별	1점
6. 난자 수, 난자 품질과 성숙도 평가	1점
7. 정자준비(수집, 분석, 세척 및 회수 상태 포함)	1점
8. 난자의 인공수정 및 난자의 자연수정 여부 결정	2점
9. 수정란의 배양 및 이식	1점
10. 배아 배양, 분열 상태 및 배아 등급 감별	3점
11. 배아이식(자궁 또는 나팔관을 통해)	1점
12. 정자 또는 난자 또는 배아의 냉동 보관	2점
13. 임신 및 유산 또는 출산한 사람 수	1점
14. 영유아의 성별, 체중, 생산방법, 선천적 기형 및 기타 이상 자료의 유무 기록	2점

심사항목 및 기준	배점
(2) 작업결과 관리	
1. 냉동배아의 냉동, 해동 및 기록	4점
2. 최근 유효기간 3년 이내 냉동배아 출생아율	3점
3. 최근 유효기간 3년 이내 38세 미만 전, 치료주기 누적 출생아율	26점
4. 인간 단일정자의 난자 미세주입기술 시행 경험 및 기록	2점
5. 해당 허가 기간 35세 미만 전에 2개 이하의 배아를 이식한 비율	8점
6. 중증도, 중증 난소과자극증후군의 모니터링, 개선방안 및 기록	2점
7. 본 허가기간 동안 인공생식자료 보고의 적시성 및 정확성	
① 인공생식 치료주기 개시, 배란약물 등 치료주기별 개별통보표 및 인공생식 개별통보표 규정에 따라 통보한 경우의 시효성	2점
② 기증생식세포 시술결과 통보표의 생식세포 또는 배아의 보관상황 및 시술결과가 규정에 따라 통보된 정확성	2점
8. 출생 성비의 모니터링 및 기록	2점
총점	100점

출처: 인공생식기관허가방법, [별표 4] 인공생식기관 재허가 심사항목, 기준 및 배점표(附表四 人工生殖機構再次許可審查項目, 基準及配分表), 2014.

2) 임시허가 및 개선명령

심사결과가 일정 기준에 미달하는 경우, 주무관청은 최장 6개월간 임시허가를 부여하며, 개선사항을 요구할 수 있다. 이때 의료기관은 새로운 시술을 할 수 없다(「허가방법」 제2장 제9조 제1항, 2014).

개선기간이 만료되기 전에 개선증명서를 제출하고 주무관청의 심사를 통과한 의료기관에게는 허가증이 발급되며, 허가증의 유효기간은 원래의 허가기간이 만료된 익일부터 3년이다. 개선증명서를 제출하지 못하거나 개선증명심사를 통과하지 못한 경우 임시허가기간 만료 익일부터 인공생식업무를 계속할 수 없다(「허가방법」 제2장 제9조 제4항, 2014).

3) 허가증 유효기간 만료 후 재신청 절차

보조생식술 의료기관이 허가증 유효기간 만료 후 3년 이내에 허가를 재신청하는 경우는 앞서 언급한 재허가 심사 규정에 따라 처리하고, 3년을 초과하여 허가를 신청하는 자는 최초 허가 절차 규정에 따라 처리한다(「허가방법」 제2장 제10조).

4) 허가의 취소 등 제재

보건생식의료기관은 인력, 시설 및 장비가 「허가방법」에서 정한 기준에 부합하도록 유지·관리하여야 한다. 만약 이를 위반하여 주무관청이 기한 내에 개선하도록 통지했지만 개선하지 않은 경우 허가를 취소할 수 있다. 또한, 허가 유효기간 내에 시술의사 또는 전임 기술인력이 퇴사하거나 기타 사유로 업무를 할 수 없는 경우 인공생식업무를 중단해야 한다(「허가방법」 제2장 제12조 제4항, 2014).

재지정 점수 미달 기관은 보통 법률 위반 사항이 발견되었기 때문에, 주무관청인 보건복지부 평가 결과와는 별개로 법규가 정한 위반행위(이식 배아 개수 위반, 지정 기증자 사용, 필수검사 및 평가 미시행, 자료 통보 의무 불이행, 법률에 따른 배아 폐기 미이행 등)에 대해 벌금 및 시정명령, 업무정지, 허가 취소 등의 직접적인 제재를 가할 수 있다.

제3절 미국

1. 보조생식술 관련 제도 개요

미국에서 보조생식술 의료기관의 지정 및 사후관리는 연방 정부의 법률적 요구사항과 민간 전문기관의 자율적인 인증 및 관리가 결합된 형태로 이루어진다. 연방 차원에서 모든 의료기관을 직접적으로 지정하는 단일화된 제도는 없지만 1992년에 제정된 「생식의학 클리닉 성공률 및 인증법(Fertility Clinic Success Rate and Certification Act, FCSRCA)」이 핵심적인 법적 근거로 작용하며, 질병통제예방센터(Center for Disease, CDC)와 전문 단체들이 중요한 역할을 수행한다.

미국 내 모든 의료기관의 임상 실험실은 1988년 임상실험실 개선안(CLIA)에 의해 CLIA 인증[1]을 받아야 한다. 그러나 1988년 개정된 CLIA 프로그램은 생식능력 관련 문제를 파악하기 위한 혈액검사나 정액 검사 등 인체를 대상으로 한 진단과 관련된 검사(내분비 난소기능, 남성학 실험실의 정자 등)가 적용되지만 배아생성 임상절차 등 배아 관련 업무에는 적용되지 않은 점이 문제로 지적되었다. 이에 정부는 1992년 10월 '생식 클리닉 성공률 및 인증법(FCSRCA 또는 공법 102-493)'을 제정하였다.

FCSRCA (1992, Public Law 102-493)는 모든 보조생식 의료기관은

---

1) 미국 임상실험실 개선안(CLIA)에 따른 인증은 Medicare & Medicaid 서비스 센터(Centers for Medicare & Medicaid Services, CMS)에서 주관한다. CMS는 직접 인증을 수행하거나, 미국병리학회(College of American Pathologits, CAP), 합동위원회(The Joint Commision, JCI, 구 JCAHO) 등의 민간 인증기관에 인증을 위임 할 수 있다. CLIA 인증은 통상 2년간 유효하며, 의료행위를 계속하기 위해서는 만료 후 자격을 갱신해야 한다. CLIA 규정을 충족하기 위해 실험실은 ① 적절한 인력 자격 증명 및 교육 기록 유지, ② 효과적인 품질 보증(QA) 프로그램 실행, ③ 정기적인 품질 관리(QC) 조치 수행, ④ 승인된 숙련 테스트(PT) 프로그램 참여, ⑤ 장비에 대한 적절한 교정 및 유지 관리 절차 준수, ⑥ 기록의 보관 및 문서화 등의 서류를 구비하거나 준수해야 한다(CAP, 2018).

매년 수행한 모든 시술 데이터(임신 및 출산 결과)와 ART 기관에서 사용하는 배아실험실의 인증 여부를 질병통제예방센터에 보고하도록 의무화하고 있으며, 질병통제예방센터를 통해 배아실험실 '모델 인증 프로그램(model certification program)'을 개발하고, 각 주가 자율적으로 채택하도록 명문화하고 있다. 즉, 질병통제예방센터를 통해 배아실험실 '모델 인증 프로그램'을 개발하고, 보건복지부 장관은 이 프로그램을 근거로, 인증기관을 승인하며, 각 주는 승인된 인증기관을 통해 관할 주 내 배아실험실을 자율적으로 인증하고 검사하도록 허가한다. 만약 배아 실험실이 인증 요건을 충족하지 못하거나, 허위 진술, 표준 불이행, 운영 및 기록을 검사하기 위한 주 정부 또는 인증기관의 요청 거부 등을 하면 장관은 주 정부에 통지하고 검사결과를 대중에게 공개할 수 있으며, 주 정부 또는 인증해주는 기관이 실험실 운영의 승인을 취소 또는 정지할 수 있다. 또한, 아울러 보조생식술 의료기관에게 청문의 기회가 주며, 재인증 절차를 둘 것을 명시하고 있다. 해당 내용은 FCSRCA(1992, Public Law 102-493)의 섹션3에 상세히 명시되어 있다.

질병통제예방센터는 FCSRCA에 근거하여 '전국 보조생식술 의료기관 감시체계(National ART Surveillance System, NASS)'를 운영하고 있다. 매년 미국 전역의 보조생식시술 건에 대한 데이터를 수집 및 분석하고 배아 실험실의 인증 상태에 대한 통계를 매년 발표하며 주 정부와 대중에게 배포한다. 질병통제예방센터의 파트너는 미국생식의학회(American Society for Reproductive Medicine, ASRM)와 보조생식기술협회(Society for Assisted Reproductive Technology, SART)이며, '보조생식기술협회'와의 계약을 통해 전국 95% 이상의 ART 기관의 데이터를 수집 및 분석한 결과를 보고한다. 시술 결과 또는 배아 실험실 인증 여부를 보고하지 않는 소수의 기관은 CDC 간행물에 "비보고자"로 게시된다.

CDC는 각 기관이 제출한 보고서의 정확성을 확인하기 위해 매년 참여 시술기관을 무작위로 선정하여 SART와 공동으로 감사를 한다.

2. 지정(인증) 절차 및 기준

미국에서 보조생식술을 하기 위해서는 주법에 따라 주 정부의 의료시설 및 의료인 면허·등록을 갖춰야 하며, 배아실험실은 민간 인증을 통해 실험실 품질관리체계를 유지해야 한다. 보조생식술 의료기관은 매년 보조생식술 시술 건에 대한 데이터와 함께 배아 실험실의 인증 상태를 질병통제예방센터에게 보고해야 하며, 기증된 생식세포 및 배아를 활용하는 경우, 추가적으로 등록, 검사, 적격 판정 절차 등에 관한 식품의약국(FDA)의 HCT/P 규정(21 CR Part 1271)을 따라야 한다(ASRM, 2021). 주 정부는 직접 또는 승인된 인증기관을 통해 배아 실험실을 심사·인증한다.

대표적인 배아실험실 인증 기관인 미국 병리학회(College of American Pathologists, CAP)와 합동위원회(The Joint Commision, JCI, 구 JCAHO)가 있다.

CAP가 운영하는 배아실험실 인증 프로그램(CAP/RLAP 프로그램, 이하 지칭)은 1993년 미국생식의학협회(ASRM)와 협력하여 보조생식 실험실의 전문성을 고려하여 고유한 요건이 충족되도록 설계되었다. IVF 실험실 인증을 위한 CAP/RLAP 체크리스트는 단순한 체크리스트가 아니며 임상 배아학을 비롯하여, 남성학 및 내분비학 실험실에서 품질 관리를 보장하고 개선하도록 설계된 구체적인 로드맵이다.

CAP/RLAP 프로그램 실험실에서 이루어지는 프로세스를 보다 안전하게 조성하고 환자 식별, 검체 라벨링, 배아 및 생식세포 취급, 환자를 보호하기 위한 극저온 보관 조건의 오류의 위험을 줄이는 분야에 중점을 두고 있다. 보조생식 인증프로그램에는 배아학, 남성학, 내분비학, 냉동보존, 생식 세포/조직 보관 및 배아 이식 전 유전자 검사/진단을 포함하여 보조생식술 실험실에서 제공할 수 있는 모든 서비스를 포함한다. 또한, 모든 테스트 인력 및 배아학자의 지속적인 역량을 평가하기 위한 요구 사항이 포함된다.

평가방법은 자체평가와 현장평가로 구분되며 임상현장에서의 검사는 CAP/RLAP 인증 체크리스트를 사용하여 2년마다 실시하여 프로그램 요구 사항 준수 여부를 평가한다. CAP/RLAP은 평가검사관 교육 프로그램을 통해 자격을 갖춘 실무 전문가를 검사관으로 활용하는 동료 기반 인증 모델이다. 공인 인증하는 기관으로 인정받은 CAP/RLAP는 실무 실험실 전문가로 구성된 다학제 팀을 검사관으로 활용하여 조사 및 인증 권한을 주고 있다.

CAP/RLAP 프로그램은 전문 보조생식시술(배아학) 실험실 대부분의 환자가 남녀(부부, 동거자)가 대상이 된다는 점, 이로 인해 샘플 식별 프로토콜이 복잡해지기에(난자, 정자 및/또는 일치시키는 중요한 성질, 이에 이들을 수행할 때 적절한 파트너로부터의 배아 절차 등) 배아발생학 실험실 책임자는 최소한 시험관 내에서 수행되는 실험실에서의 2년간의 경력(수정 또는 보조 생식 기술 관련)을 보유하고 다음 5가지 역량을 보유해야 한다고 명시한다(CAP, 2020).

① 일상적인 발생학 절차를 직접 관찰. 해당되는 경우 환자 신원 확인, 표본 포함 수집, 취급 및 처리, ② 발생주기의 기록 및 보고 모니터링, ③ 중간 테스트 결과 또는 워크시트 품질 검토 통제 기록, 숙련도 테스트 결과 및 예방 유지보수 기록, ④ 장비 유지관리 성과를 직접 관찰 및 기능 점검, ⑤ 문제해결 능력 평가 사전 분석된 검체, 내부 블라인드 테스트 샘플 테스트를 통한 테스트 성능 평가(CAP, 2020, p.27).

기본적으로 CAP/RLAP 프로그램은 ASRM과 공동 개발되었기에 ASRM의 임상 배아학·IVF 실험실 지침[2])이 핵심 근거가 된다.

CAP/RLAP 프로그램 인증 기준은 CLIA(42 CFR Part 493)의 임상 검사실 일반 원칙, ASRM의 임상 배아학·IVF 실험실 지침, CAP의 일반 검사실 표준(QA/QC, 기록관리, 시정조치 절차 등)을 기반으로 설계되었다. 특히 CAP/RLAP 인력 기준(실험실 관리자, 배아연구원)은 ASRM의 ASRM Embryology Lab Director Guidelines(ASRM, 2022)와 일치하며, 품질관리는 ASRM 지침의 권고를 토대로 만들었다.

3. 보조생식술 의료기관 사후관리

배아실험실 인증과 재인증 절차를 두어 배아실험실의 사후관리를 한다. 배아실험실의 인증 주기는 통상 2년이다. 대표적인 민간 인증 기관인 CAP의 CAP-RLAP 프로그램도 2년 주기로 현장점검을 통해 재인증을 하며 비실사 연도에는 자체 점검으로 인증상태를 점검한다. 앞서 언급했듯이 만약 배아 실험실이 인증 요건을 충족하지 못하거나, 허위 진술, 표준 불이행, 운영 및 기록을 검사하기 위한 주 정부 또는 인증기관의 요청 거부 등을 하면 장관은 주 정부에 통지하고 검사결과를 대중에게 공개할 수 있으며, 인증 기관은 실험실 운영의 승인을 취소 또는 정지할 수 있다.

그러나 실질적으로 보조생식술 의료기관의 품질 기준은 ASRM의 산하 조직인 SART에서 회원 자격 기준이다. SART는 ASRM의 산하 조직으로, 미국의 보조생식술 의료기관의 90% 이상이 회원에 가입되어 있다 (ASRM, 2021). SART 소속 의료기관은 회원 자격을 충족하기 위해 SART

---

2) [부록1] 미국 생식의학회(ASRM) 지침: 난임시술 질 보장을 위한 인간배아학, 남성학 및 내분비학 관련 실험실 관리 및 운영의 포괄적 지침(2022년)에 관련 내용을 기술하였다.

소속 의료기관은 SART 뿐만 아니라 CDC에 연간 시술결과를 보고해야 하고, 진료, 윤리, 광고 등의 ASRM의 윤리 및 실무 위원회 지침을 준수해야 하며, 의료 책임자 및 연구실 책임자에 대한 엄격한 자격 요건을 갖춰야 한다. 무엇보다 공인된 배아학 실험실 인증(CAP/RLAP, JCI 인증 등)을 받아야 한다(ASRM, 2021). 만약 회원이 자격 요건을 준수하지 않을 경우 SART는 회원 자격을 취소할 수 있다. 이러한 SART의 회원 자격 기준은 미국의 보조생식술 의료기관의 품질을 보증하고 감독하는 역할을 한다.

제4절 소결

국외 사례 분석결과, 보조생식술에 대한 문화적 환경, 의료기관의 차이, 법적 체계 등에 따라 각기 다른 보조생식술의 법체계 하에서 보조생식술 의료기관 지정 관리하고 있음을 알 수 있다.

프랑스는 임상 시술과 연구의 역할을 엄격히 분리하며, 이 모든 과정을 「생명윤리법」과 「공중보건법」에 근거하여 생명의학청(ABM)에 의해 관리되고 있다. 「생명윤리법」을 통해 인간 존엄성, 생명과학 연구의 윤리적 한계, 보조생식술 적용 범위 등 국가가 지향하는 기본 원칙과 규범적 방향을 정하고 이러한 기본 원칙을 반영하여 의료현장에서 준수해야 할 구체적인 규정을 「공중보건법」에서 지정하고 있다. 즉, 단일법이긴 하나 「생명윤리법」과 「공중보건법전」의 이중 구조하에서 프랑스의 보조생식술 제도가 운영되며, 지정에서부터 사후관리까지 엄격히 관리하고 있다.

보조생식술 의료기관으로 지정받기 위해서는 세부 전문 교육을 이수한 의사를 포함한 다학제적 팀을 의무적으로 구성해야 하며, 생물학적 실험실은 국제 표준 기준을 반드시 획득해야 한다. 프랑스는 사후관리로 7년 단위의 의료기관 재지정 절차와 최소 2년 단위의 지방보건청의 정기

평가를 두며, 의료생물학 실험실은 7년 단위 지정과 별개로 프랑스 공식 인증 기관인 Cofrac에 의한 실험실 인증, 재인증, 상시 평가를 두어 관리하고 있다. 이외에도 보조생식술 의료기관의 안전성을 확보하기 위해 허가 취소 등의 행정 처분, 시술결과 연간 활동보고서 제출 의무, 사고 및 부작용 이상사례 보고 체계 등을 두고 있다.

대만은 「인공생식법」이라는 단일법에 의해 보조생식술 의료기관을 지정 관리하며, 세부적인 지정기준과 재지정과 정기적 평가를 통해 사후관리를 한다. 매우 상세하고 규범적인 지정기준을 법에 명시하고 있다. 정부가 지정한 의료기관에서 경력과 교육을 받은 인력만을 인정하며, 전임기술사의 자격에 일정 교육과 실습, 보수교육 등의 조건을 두고 있다. 3년 단위의 재지정을 통해 법적 자격을 유지하는지 심사하며, 정기적인 평가를 통해 지정 의료기관이 품질 관리와 안전을 확보하고 있는지를 판단한다. 이외 사후관리를 통해 부적합 기관의 지정을 취소하거나 보완 요청할 수 있다.

미국은 보조생식술을 관장하는 단일화된 법률은 없지만 연방 및 주 정부(CLIA, FCSRCA 법에 근거), 배아실험실에 대한 민간 인증기관(CAP/RLAP)과 보조생식술 전문 학회(SART, ASRM)와의 유기적 관계 속에서 보조생식술 의료기관의 품질관리를 수행하고 있다. 체외수정을 제공하는 의사는 의료행위를 할 수 있는 면허를 받아야 한다. 미국의 배아생성기관의 실험실 인증의 특징은 구조적인 측면보다는 서비스 품질과 정확성을 확보하여 환자의 안전과 진단에 신뢰성을 제고하고자 과정적 측면과 검사결과에 초점을 두고 있다. 또한, 매 2년마다 갱신하는 시스템을 구축하여 질적인 서비스의 지속유지를 위한 감시에 중점을 두고 있다.

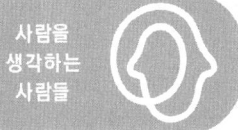

제4장

배아생성의료기관 지정기준 및 사후관리 개선방안

제1절 단기 개선방안
제2절 중기 개선방안

제4장 배아생성의료기관 지정기준 및 사후관리 개선방안

제1절 단기 개선방안

1. 지정기준 개선방안

현 「생명윤리법」에 명시된 배아생성의료기관의 지정요건은 배아생성을 할 수 있도록 하는 첫 진입장벽에 불과하다. 즉, 현 입법 취지는 구조적 측면에서 배아생성 업무 허용 의료기관을 '지정'을 함으로써 실질적으로 행위 수행만을 허가하는 법적 효과에 불과하다. 이에 「생명윤리법」에 명시된 바 있는 '배아생성의료기관 지정 및 준수사항(제23조, 제28조)'을 현실화할 필요가 있다.

가. 인력 기준

현행 배아생성의료기관 인력 지정기준에는 배아생성 담당인력에 대한 구체적인 요건이 명시되어 있지 않다. 단순히 배아생성 관련 학과를 졸업하고 배아생성 관련 분야의 경력이 2년 이상인 인력을 1명 이상 배치할 것을 규정하고 있다.

배아실험실은 난자 채취, 수정, 배양, 동결·해동, 보관, 폐기 등 극도로 정밀한 기술과 청정한 환경을 요구한다. 따라서 지속적인 질 관리가 필요하다. 또한, 업무 특성상 1명의 담당 인력이 휴가 또는 병가, 이직 등으로 자리를 비우면 업무가 중단된다. 단기간 내에 해당 인력을 대체하기란 어렵다. 무엇보다 단순한 실수나 관리 부실은 배아의 생존율 저하, 환자

치환 사고, 시술 실패로 이어질 수 있기에 전문 인력의 적정 배치는 필수적이다.

국제적으로도 영국은 법적 최소 인원 규정은 없으나, 80~100회의 치료 주기 당 주 정부 등록 배아학자 1명을 고용할 것을 권고하며(Kasraie & Kennedy, 2024), 실무지침(Code of Practice)에 의거 실험실 운영의 안전을 위해 상시 2명 이상의 배아학자가 근무하는 것을 표준으로 하고 있다. 프랑스의 경우 「공중보건법전」 제R.2142항 18조에 따라 생물학적 활동을 인가받은 기관은 반드시 의학 생물학자 1명과 실험실 기술자 1명을 상시 배치해야 한다. 미국은 〈표 4-1〉과 같이 시술 건수에 따른 최소 인력 기준을 명확하게 제시하며, 연간 150건 이하에도 최소 2명 이상의 인력을 확보하도록 권고하고 있다(ASRM, 2022). 유럽생식의학회(ESHRE) 지침(2016)에서도 연간 최대 150회 채취 및 동결보존 주기를 수행하는 병원은 항상 최소 2명의 자격을 갖춘 임상 배아학자를 보유해야 한다고 제안한다(Kasraie & Kennedy, 2024).

〈표 4-1〉 미국생식의학회 배아실 인력 기준

시술 주기당
1 ~ 150건: 2~3명
151~300건 : 3~4명
301~600건: 4~5명
600건 이상: 추가 150 주기 당 1명의 배아 연구원 추가

출처: American Society for Reproductive Medicine, Comprehensive Guidance for Human Embryology, Andrology, and Endocrinology Laboratories: Management and Operations. Birmingham, AL: ASRM, 2022 p.1186.

배아생성 업무의 중요성을 고려하여, 최소 2인의 배아생성 담당인력을 확보할 수 있는 요건을 마련하여 생식세포 취급 및 배아생성 과정에서 상호 점검과 모니터링을 통해 안전한 생식세포의 취급과 관리가 이루어지도록 해야 한다. 이에 첫 번째 안으로, 대한배아전문가협의회에서 운영하는 승급제 내 수석연구원 이상에 준하는 경력을 소지한 인력 1명과 현행 지정요건을 충족하지 않은 인력(해당 분야 전공자로 2년 미만 경력을 갖춘 인력) 1명이 배아실험실에 배치되도록 권장한다.

다만, 현실적으로 배아생성 담당인력 확보가 어렵다는 점과 실질적으로 시술의료기관 간 편차가 존재함을 고려하여, 두 번째 안으로, 대한배아전문가협의회에서 운영하는 승급제 내 수석연구원 이상에 준하는 경력을 소지한 인력 1명을 두되, 배아실험실의 모든 핵심적인 단계에서 오류를 방지하기 위한 검증된 전자시스템(electronic witnessing system)을 필수 장비로 두는 방식을 고려해 볼 수 있다. 첫 번째, 두 번째 안 모두 미국 사례와 같이 시술 규모에 따라 적정 인력을 배치할 것을 권장하고, 사후관리, 가령 재지정 평가 등을 통해 이를 평가하는 시스템을 둔다.

현행 배아생성의료기관 지정기준에는 공유인력이 포함되어 있지 않다. 운영의 편의를 위해 마련된 '배아생성의료기관 표준운영지침(2024)' 지침에 명시되어 있다. 공유인력은 현행법상 지정요건이 아님에도 불구하고 운영지침을 통해 사실상 허용되고 있다. 배아 취급과정의 안전성이란 측면에서 현재의 배아생성 의료기관배아생성의료기관 간의 배아생성 담당인력 공유제도는 배아생성 관련 업무수행에 따른 안전관리 차원에서 허용하지 않도록 한다.

이외 "배아생성 담당인력"을 "임상배아연구원"으로 변경한다.

나. 시설 기준

현행 배아생성의료기관 시설 지정기준에는 배양실에 대한 독립적인 규정은 없다. 시설 기준으로 방진시설과 환기시설의 설치만이 명시되어 있을 뿐, 배양실의 시설 기준은 부재하다.

배양실험실은 체외수정에 있어 핵심적인 시설로 체외수정의 70%의 과정이 해당 공간에서 이루어진다. 즉, 난자와 정자의 수정, 배양, 선별, 이식 준비 등의 체외수정의 가장 핵심적인 행위가 이루어지는 곳이다. 따라서 다른 시설과 달리 청정도, 온도, 습도의 안정성이 보장되어야만 한다.

이에 유럽생식의학회, 영국, 미국, 프랑스, 대만 등은 각기 다른 방식으로 독립된 배양실 설치와 환경 관리에 대한 엄격한 기준을 마련하고 있으며, 일부 국가는 이를 법적·제도적 의무로 규정하고 있다. 가령, 미국은 보조생식술과 관련하여 FCSRCA에 의해 보조생식술 의료기관에서 수행되는 모든 시술 데이터와 배아실험실의 인증 여부를 질병통제예방센터에 보고하도록 의무화하고 있으며, 의료기관의 90% 이상이 속해 있는 SART는 회원 자격으로 공인된 배아실험실에 대한 인증(CAP/RLAP 등이 외부 인증)을 요구하고 있다. 프랑스에서는 보조생식술과 관련한 생물학적 활동에 대해 정부의 허가신청에 앞서 실험실은 공인 인증기관인 Cofrac으로부터 의료 생물학 인증을 반드시 받아야 한다. 즉, 실험실은 전문화된 인력, 안전한 시설·장비, 명확한 책임 구조, 정기적 교육, 위생·관리를 충족해야 하며, ISO 15189 표준 기준과 EU 규정을 준수해야 한다. 대만은 지정기준으로 독립된 배양실을 법에 규정하고 있다.

현행 지정기준에서는 단순히 방진시설과 환기장치로 명시되어 있어, 배양실의 수준의 의료기관 간 편차가 크다. 본 연구의 실태조사 결과, Class 10,000의 청정도를 유지할 수 있는 클린룸을 설치한 기관은 75.5%에 불과하였고, 공기청정기만 설치한 곳도 10.8%나 되었다. 또한, 배양실이 독립된 공간이 아닌 기관도 4.9% 존재하였다. 실제 Class 10,000의 청정도를 유지할 수 있는 클린룸을 설치하였다고 응답한 기관이라 하더라도 에어샤워, 양압장치, 헤파필터 공조시스템을 모두 갖춘 기관은 47.1%에 불과하다. 이는 지정기준의 모호성으로 야기된 현상이라 할 수 있다. 따라서 지정 기준에 독립된 공간으로서의 배양실이 포함되어야 하며, 이때 최소한의 배양실의 기준이 명시되어야 한다. 수술실에서도 최소한의 기준이 있듯 배양실도 기준이 있어야 한다. 물론 배아성의료기관 표준운영지침(2024, p.11)에 '채취된 배아의 배양 등을 수행하는 작업 공간으로 외부인의 이동이나 접촉을 제한할 수 있는 설비와 방진 시설 및 환기장치 등을 갖추고 있는 공간을 독립적 시설로 갖출 것을 권장'하고 있으나, 이는 어디까지는 법적 최소 기준이 아닌 운영지침 상의 권고 사항이라는 점을 기억해야 한다.

〈표 4-2〉 의료법 시행규칙(별표 4) 의료기관의 시설규격(제34조 관련) 중 '3 수술실' 규격 중 일부

가. 칸막이벽으로 구획되어야 하고, 먼지와 세균 등이 제거된 청정한 공기를 공급할 수 있는 공기정화설비를 갖추고, 내벽은 불침투질로 하여야 하며, 적당한 난방, 조명 등 필요한 시설을 갖추어야하며, 콘센트는 1미터 이상을 유지한다.
나. 배양실에 인접한 장소에 상용전원이 정전된 경우 장치를 작동할 수 있는 축전지 또는 발전기 등의 예비전원설비를 갖추어야 한다.

출처: 「의료법 시행규칙」 [별표 4] 의료기관의 시설규격(제34조 관련). (2024)

또한, 정전 시에도 배양기, 질소탱크 등 핵심 장비의 안정적 가동을 보장하기 위해 무정전 전원공급장치(UPS)를 지정기준의 필수 시설로 포함해야 한다. 무정전 전원공급장치는 정전 시 배아와 생식세포의 안전 확보와 품질 관리의 지속성 차원에서 매우 중요하다. 이에 유럽생식의학회에서는 IVF 실험실 설비 장비로 정전 시 발전기나 UPS로 즉각 전력 공급을 유지해야 함을 권고하고 있다(De los Santos et al., 2016). 실태조사 결과, 조사에 참여한 102개 기관 중 배양실의 전원 공급이 차단됐을 경우를

대비해 예비정원 공급장비를 설치하고 있지 않은 기관이 무려 16.7%에 달했다. 대만, 영국, 프랑스, 미국 등의 해외에서는 이러한 중요성을 고려하여 지정 또는 평가 기준으로 무정전 전원공급장치의 필수 장치로 규정하고 있다.

이와 함께 독립된 동결배아·생식세포 보관실을 지정기준에 포함할 필요가 있다. 동결배아·생식세포 보관실은 환자의 권익 보호와 안전관리와 직결되는 시설이기 때문에 독립된 공간으로 운영되며, 난자나 배아, 그리고 정자 및 조직을 보관하는 곳으로 도난, 파손, 망실의 우려를 피하기 위해 적절한 잠금장치와 감시 장치를 갖추고 보관, 이동, 폐기의 정확한 기록과 정기적인 관리를 통해 추적성과 안정성을 확보해야 한다(대한배아전문가협의회, 2022). 또한 최근 사회적 난자동결이 증가하고 있으며(한국경제, 2023), 일부 지자체에서는 난자동결 시술비 지원사업을 하고 있음을 고려할 때, 동결배아·생식세포 보관실의 설치 및 관리에 대한 필요성이 증가할 것으로 보인다.

그러나 현재 배아생성의료기관 지정기준에는 동결배아·생식세포 보관실에 관한 규정이 없다. 또한, 본 연구 실태조사 결과 설문에 응한 102개 기관 중 독립공간에서 동결배아·생식세포를 보관하는 기관은 77.5%에 불과하였다. 이러한 점을 고려할 때 배아생성의료기관 시설 지정기준에 독립된 동결배아·생식세포 보관실이 포함하여 관리할 필요가 있다.

2. 사후관리 개선방안

배아생성의료기관은 「생명윤리법」에 따라 오직 임신 목적으로만 배아를 생성해야 한다. 따라서 지정 후에도 사회적, 윤리적, 의료적 측면에서 타당한 시술을 시행하고, 궁극적으로 임신 성공률을 높일 수 있도록 재지정

등의 사후관리가 중요하다.

가. 배아생성의료기관 재지정 및 재지정 요건 마련

재지정 제도가 필요하다. 우리나라는 최초 지정 절차만 존재할 뿐, 이후 재지정 제도는 마련되어 있지 않다. 시술 총 건수 기준의 보고(시술 건수, 생식세포 및 배아의 보관 현황)와 기관 자체 서면점검과 필요시 간헐적으로 현장조사가 이루어지고 하지만, 기관의 자격 적정성을 주기적으로 평가하는 체계는 없다.

재지정의 부재는 초기 지정 이후 관리의 실효성을 떨어뜨리기에, 지정-평가-재지정 이란 순환 관계 속에서 보조생식술 관련자의 안전과 권익을 보호하고 시술의 질을 담보해야 한다. 영국은 통상 4년 단위의 재지정, 프랑스는 7년 단위의 재지정과 이와 별개의 5년 단위의 실험실 재지정, 대만은 3년 단위의 재허가, 미국은 통상 2년 단위의 배아실험실 재지정 제도[1]를 두고 있다. 국가마다 정도의 차이는 있으나 재지정 제도를 통해 보조생식술의 최소한의 안전성과 신뢰성을 보장하고 있다.

배아생성의료기관으로 지정된 의료기관의 재지정 요건으로 기존에 「생명윤리법」에 명시된 준수 또는 관리조항을 포함한다. 해당 조항은 특별히 배아생성의료기관에게 추가 부담을 주는 차원이 아니므로 의료기관이 반대할 명분이 적으며 이미 입법, 명시된 내용을 관리하는 차원일 뿐이다. 이들 관리조항들에 대해 준수 여부, 관리 여부, 금지 여부 평가 등은 임상현장에서 정부의 위임을 받은 전문가 단체 또는 기구의 구성을 통해 조사 및 발견(현장점검 등), 질문, 관찰, 문서 등을 통해 확인할 수 있을 것이다. 관리조항은 다음과 같다.

---

[1] 보다 자세한 내용은 3장 해외 주요국 사례를 참고하길 바란다.

〈표 4-3〉 배아생성의료기관 재지정 시 고려 사항

배아의 생성에 관한 준수사항(제23조)
· 누구든지 임신 외의 목적으로 배아 생성하는 행위 · 특정의 성을 선택할 목적으로 난자와 정자를 선별하여 수정시키는 행위 · 사망한 사람의 난자 또는 정자로 수정하는 행위 · 미성년자의 난자 또는 정자로 수정하는 행위 · 금전, 재산상의 이익 또는 그 밖의 반대급부를 조건으로 배아나 난자 또는 정자를 제공 또는 이용하거나 이를 유인하거나 알선하는 행위(이상 동 법 23조)
배아의 보존 및 폐기(제25조)
· 배아의 보존기간은 5년으로 한다. 다만, 동의권자가 보존기간을 5년 미만으로 정한 경우에는 이를 보존기간으로 한다. · 전술한 조항에도 불구하고 항암치료 등 보건복지부령으로 정하는 경우에는 동의권자가 보존기간을 5년 이상으로 정할 수 있다. · 배아생성의료기관은 제1항 또는 제2항에 따른 보존기간이 끝난 배아 중 제29조에 따른 연구의 목적으로 이용하지 아니할 배아는 폐기하여야 한다. · 배아생성의료기관은 배아의 폐기에 관한 사항을 기록·보관하여야 한다.
잔여배아 및 잔여난자의 제공(제26조)
· 배아생성의료기관은 연구에 필요한 잔여배아를 제30조제1항에 따라 배아연구계획서의 승인을 받은 배아연구기관에 제공하거나 잔여난자를 제31조제4항에 따라 체세포복제배아등 연구계획서의 승인을 받은 체세포복제배아등의 연구기관에 제공하는 경우에는 무상으로 하여야 한다. 다만, 배아생성의료기관은 잔여배아 및 잔여난자의 보존 및 제공에 든 경비의 경우에는 보건복지부령으로 정하는 바에 따라 제공받는 연구기관에 대하여 경비 지급을 요구할 수 있다. · 배아생성의료기관은 보건복지부령으로 정하는 건강 기준에 미치지 못하는 사람으로부터 생식세포를 채취하여서는 아니 된다. · 배아생성의료기관은 동일한 난자 기증자로부터 대통령령으로 정하는 빈도 이상으로 난자를 채취하여서는 아니 된다. · 배아생성의료기관은 생식세포 기증에 필요한 시술 및 회복에 걸리는 시간에 따른 보상금 및 교통비 등 보건복지부령으로 정하는 항목에 관하여 보건복지부령으로 정하는 금액을 생식세포 기증자에게 지급할 수 있다.

출처: 「생명윤리 및 안전에 관한 법률 시행규칙」, 제20327호, 2024.

나. 배아생성의료기관 재지정에 따른 관리체계 구축

체외수정 시술을 위한 배아생성 행위는 소프트웨어적인 특성을 지니고 있어 '지정' 이후 지정된 기관에 대한 사후 재지정과, 동시에 규제 또는 제재 조치에 의하여 피해를 입은 대상 의료기관이 취할 수 있는 구제조치도 마련하여야 한다. 이에 따라 배아생성의료기관의 지정(현재는 질병관리청장으로부터 배아생성의료기관으로 지정)과 지정 이후 관리에 대한 관리 주체를 명확히 설정하는 것과 관련된 법 정비가 요구된다. 관리 주체의 역할이 모호하지 않도록 전담기관의 역할과 임무를 명시하고 법적 효력을 나타낼 수 있는 관련 법령(하위법인 시행령, 시행규칙)을 개정한다. 감독 등 행정적 조치 기반을 마련하여 지정제도에 대한 입법이 가지는 구조적인 완전성을 기하도록 한다.

선진 외국은 배아생성의료기관의 인증과 재인증 기관이 별도, 단독으로 설치, 운영되고 있다는 점에서 우리나라도 이에 대한 검토가 필요하다.

다. 자체 서면점검 등 현실화

「생명윤리법」에 따라 매년 기관을 대상으로 자체 서면점검을 시행하고 있다. 서면점검은 기관이 자체 점검표를 작성하여 제출하는 방식으로 운영되고, 필요 시 보건당국이 현장점검을 할 수 있다고 규정되어 있으나 여기에 몇 가지 문제점이 있다. 첫째, 현장점검의 기준이 모호하다. 앞서 말한 바와 같이 「생명윤리법」 제54조(보고와 조사)에 의거, 필요하면 현장조사를 할 수 있게 되어 있지만, 어떤 상황에서 어떤 방식으로 조사가 이루어져야 하는지에 대한 기준이 마련되어 있지 않다. 둘째, 서면평가 방법의 한계로, 제출 자료의 신뢰성을 담보하기 어렵다. 마지막으로, 실효성이 없다. 정기적인 현장점검이 없는 상황에서 기관 자율의 서면점검을 통한 법 이행 여부 확인은 그 목적이 기관의 윤리의식 제고라 하더라도 실효성을 갖기에는 부족하다. 따라서 기관 스스로 윤리적 책임과 의무의식을 내재화할 수 있도록, 주기적 현장점검을 통한 객관적 검증을 의무화하고, 시술 대상자, 생식세포 기증자 등의 대상자 안전 중심의 구체적인 평가 지표(점검지표)의 개발하여, 이를 바탕으로 한 서면점검이 이루어져야 한다.

라. 데이터 등록 관리

2장에서 언급하였듯이 배아생성의료기관은「생명윤리법 시행규칙」제22조제5항에 따라 잔여배아, 잔여난자, 잔여정자에 관리번호를 부여하여 보존하도록 규정하고 있으며, 「생명윤리법」제25조제4항에 따라 배아폐기에 관한 사항을 기록·보관해야 한다. 이에 따라, 기관은 시행규칙 별지 제17호에 따라 배아폐기대장을 작성하고 담당자의 서명과 기관장의 확인을 받은 후 5년간 보관해야 하며, 잔여난자 및 잔여정자에 대해서도 동일한 방식으로 기록·보관할 것이 권장된다(김명희 외, 2019).

그러나 이러한 보고 체계에도 불구하고, 배아보관 및 제공 현황 조사는 개별 환자 단위의 상세한 분석이 아닌 시술 총 건수 형태로만 보고되므로 이후 개별 추적조사가 불가능하다는 한계가 있다(김명희 외, 2019, p.33). 배아생성의료기관 표준운영지침에서는 기밀성이 유지되는 것을 전제로, 각 기관이 자율적인 등록 서식을 활용하여 체외수정 시술 대상자 및 생식세포 기증자(배우자가 있을 경우 배우자 포함)의 정보를 등록·관리해야 한다고 명시하고 있다. 하지만, 이를 별도로 보고하는 절차가 없어 기관별 보관 방식에 대한 통일성이 부족하며, 국가 차원에서 체계적으로 현황을 관리하기 어려운 구조적 문제를 가지고 있다. 한편 난임시술 의료기관 평가의 일환으로 매년 건강보험심사평가원이 수집하는 수집데이터와의 일부 중복성이 있어, 배아생성의료기관 입장에서는 서류 제출로 인한 행정 부담이 크다. 장기적으로 데이터를 통합하여 일관성을 기하고 통합된 자료를 기반으로 체외수정 시술 대상자 및 생식세포 기증자의 정보를 등록·관리할 필요가 있다.

마. 안전확보를 위한 보고체계 현실화

「생명윤리법」 제28조(배아생성의료기관 준수사항 등) 및 「생명윤리법 시행규칙」 제20조(배아의 생성 등에 관한 동의)는 배아와 생식세포의 취급, 보존·관리 절차, 동의서 작성 및 보존 등에 관한 사항을 규정하고 있으나, 배아나 생식세포의 분실, 도난, 훼손 등 사고 발생 시 이를 보고해야 할 구체적인 체계는 마련되어 있지 않다. 즉, 법령상 관리와 보존에 관한 의무는 존재하나, 사고 보고를 위한 독립된 절차나 체계는 부재하다.

또한 현행 규정은 보고의 범위를 주로 '배아 생성보관 현황 등 관리적 측면에 한정하고 있어, 시술 과정에서 발생할 수 있는 실험실 사고(예: 환자 식별 오류, 배아 오염, 장비 고장으로 인한 배아 손실 등)에 대해서는 별도로 보고하도록 규정하고 있지 않다.

이에 반해 영국은 HFEA(Human Fertilisation and Embryology Authority)가 마련한 실무지침(Code of Practice)에 따라, 환자의 배아 및/또는 생식세포, 또는 직원이나 허가받은 센터에 위해, 손실 또는 손상을 초래했거나 잠재적으로 초래할 가능성이 있는 것으로 확인된 모든 사건, 상황, 활동 또는 행위를 사건 사고(adverse incident)로 정의하고, 의무적으로 보고하도록 규정하고 있다(HFEA, 2023). 보고된 사건은 등급에 따라 분류되고, 그 결과를 매년 'State of the Fertility Sector' 보고서로 공개한다(HFEA, 2024). 프랑스 또한 모든 보조생식술 의료기관에 AMP Vigilance(CLA) 제도를 적용하여, 기관에서 발생하는 사고 및 부작용을 의무적으로 보고하도록 하고 있으며, 관련 사례를 매년 감시보고서 형태로 발간한다(이수형 외, 2024).

따라서 우리나라 역시, 단순한 관리적 보고에 그치는 수준을 넘어, 사고 사건을 신속하고 체계적으로 보고할 수 있는 제도적 장치를 마련할 필요가 있다. 특히 중앙정부 차원에서 보고 사례를 종합·분석하여 사고 원인을 규명하고, 그 결과를 다시 환류함으로써 각 기관이 재발방지대책을 수립할 수 있는 구조를 구축할 필요가 있다. 이는 배아생성의료기관 운영 과정에서 발생할 수 있는 안전상 위험을 최소화하고, 시술 대상자와 생식세포 기증자의 권익 보호라는 측면에서도 매우 중요하다.

바. 지정 취소기준 명확화 및 모니터링을 위한 제도적 장치 마련

앞서 파악한 바와 같이, 지정 후 관리의 중요성에 비추어 볼 때, 「생명윤리법」은 2019년 개정 이후 하위 법률이 마련되지 않은 채, '배아생성의료기관 운영지침'으로 제시하여('배아생성에 관한 일반사항'으로 기술) 지정된 배아생성의료기관을 취소하거나 업무정지 또는 벌금부과 등으로 비교적 가볍게 처리할 뿐, 모니터링 및 관리 주체에 대한 명시와 시행조치가 부재하다. 이처럼 법의 구조적 제한으로 배아생성의료기관의 지정 후 취소기준이 모호하고 취소가 유명무실해 질 수 있는 소지를 다분히 가지고 있다. 아울러 배아 생성 및 폐기 과정에 대한 모니터링과 관리에 있어 한계가 노출되고 있다. 이에 지정된 배아생성의료기관의 지정 취소기준을 명확히 명시하고 지정 후 관리 감독 주기 등 모니터링을 위한 제도적 장치 마련이 필요하다.

3. 기타: 고시와 행정지침 분리

현행 생명윤리법은 배아생성의료기관 지정기준을 간략하게 규정하고 있으며, 필요에 따라 세부적인 기준은 표준지침에서 권고 등의 형태로 명시하고 있다. 가령 시설 기준에서는 특정 기준을 충족한 배양실을 설치할 것을 권고한다던가 최소 배아생성 담당인력 수를 1명 이상 두어야 하나, 2명 이상 둘 것을 권장한다 등의 사례다. 그러나 표준운영지침은 행정지침으로서 권고사항이지 법적 구속력이 없다. 오히려 표준운영지침이 제도 본래 취지를 약화시키거나 현장에서의 혼란을 야기할 수 있다. 따라서 명확하고 중요한 기준은 법률이나 시행규칙에 명시하고, 행정 편의를 위한 관리방안은 배아생성의료기관 표준운영지침에 명시하는 것이 바람직하다. 현실적으로 법 개정이 어렵다면, 고시를 활용하는 방법도 고민해 볼 수 있다.

제2절 중기 개선방안

1. 지정기준 개선방안

가. 배아생성 담당인력 자격증화

보조생식시술 과정에서는 의사의 임상적 의료 및 시술 서비스와 배아생성 담당인력의 실험실에서의 배아 생성 등의 절차를 거치는 전문적인 공동작업이 요구된다. 이에 배아생성의료기관의 질 제고를 위한 기본방향은 현재와 같은 의료기관(시설, 장비, 환경) 인증을 위한 지정제도와 함께 자격(인력)인증으로 이분화하여 두 축으로 접근할 필요가 있다. 이는 근거기반의 보조생식술의 기술적 발전과 새로운 기술개발을 기대할 수 있기 때문이다.

시술이 시작되는 난자 채취와 배아착상 행위의 중간단계 과정에서의 안전과 품질 관리수준이 임신 성공률을 제고시킨다는 점에서, 또한 근거기반의 기술 발전과 새로운 시술법의 안전한 도입을 가능하게 한다는 점에서, 배아생성의료기관의 지정기준의 방향은 배아실험실 근무인력의 질적 수준 보장을 위한 방안 마련이 되어야 한다. 따라서 국가자격증 또는 공인 인증제도를 도입해 일정 수준의 교육·훈련·시험을 거친 인력만이 배아 업무에 참여하도록 관리할 필요가 있다. 이는 근거기반의 기술발전과 새로운 기술법의 안전한 도입을 가능하게 할 뿐만 아니라, 환자안전과 치료 성과 제고에도 직접적으로 기여할 있다.

국제적으로 다양한 제도가 운영되고 있다. 영국은 국가 차원이 공식 교육훈련 프로그램(이론, 실습 포함)을 마련하여 임상배아학자를 양성하고 있으며(De los Santos et al, 2023), 유럽생식의학회는 임상배아학자 인증시험과 지속적인 전문성 개발 제도를 운영하여, 유럽 차원의 표준화된 교육, 훈련 및 역량 검증 체계를 제공하고 있다(De los Santos et al, 2023). 프랑스 또한 국가 차원의 보조생식술 관련 대학, 전문 과정을 통해 임상배아학자를 양성하며, 해당 과정을 이수한 인력만이 지정기준을 충족할 수 있도록 제도화하였다(De los Santos et al, 2023). 미국 역시 CAP/RLAP와 ASRM 실험실 지침을 통해, 실험실 책임자와 임상배아학자의 자격, 경력 기준, 교육·훈련, 정기적 숙련도 검증을 요구하고 있다(ASRM, 2022). 대만은 경우가 다르지만, 국가가 인정한 교육기관에서의 실습과 보수교육 이수를 지정기준 인력 인정 요건으로 규정하고 있다[2].

따라서 장기적으로 배아생성 담당인력의 전문성과 책임성을 제도적으로 보장하기 위한 자격증 제도의 도입과 정기적 재교육, 재인증 제도를 마련해야 한다. 국내에서도 이미 최안나 외(2018)는 민간 의료기관의 자율적 인력 양성 시스템의 한계를 지적하며, 배아생성인력의 국가 자격 도입 필요성을 제기한바 있다.

나. 배아생성의료기관 지정관리의 법적 비정합성

2009년에는 2006년부터 시행된 난임부부 시술비 지원사업의 법적 근거를 마련하기 위해 「모자보건법」에 관련 조항(제11조 3)을 신설하였다. 또한, 2015년에는 「생명윤리법 시행규칙」 제4조(배아생성의료기관의 지정) 규정에 의거하여 「모자보건법」에 '난임시술의료기관'의 지정을 '배아생성의료기관'으로 지정받은 의료기관에 한한다고 명시하였다. 즉, '배아생성의료기관'으로 지정받은 기관은 '난임시술의료기관'의 지정요건을 구비한 것으로 인정하여 지정에 따른 중복적인 행정절차나 규제의 문제를

---

[2] 자세한 사항은 본 보고서 제3장 해외사례를 참고하길 바란다.

방지하고자 하였다. 또한, 하위 법령(「모자보건법 시행규칙」, 2024)에서 3년마다 제2항의 기준(보건복지부령으로 정하는 시설·장비 및 전문인력) 및 실적 등에 대해 평가하고, 평가 결과에 따라 그 지정을 취소할 수 있다 (제 11조 3의 2항)는 지정 취소 법 조항을 마련하였다(「모자보건법 시행규칙, 2024」).

반면, 「생명윤리법」에서는 2019년과 2020년에 지정기관의 등록 등의 취소와 업무의 정지에 관한 조항을 개정하였다. 즉, 제 56조(등록 등의 취소와 업무의 정지)에 '보건복지부장관은 감독대상기관이 다음 각 호의 어느 하나에 해당할 때에는 그 지정, 등록 또는 허가를 취소하거나 1년 이내의 기간을 정하여 그 업무의 전부 또는 일부의 정지를 명할 수 있다'고 명시하였다(개정 2019. 4. 23., 2020. 12. 29.). 행정처분의 세부 기준은 '그 위반행위의 유형과 위반 정도 등을 고려하여 보건복지부령으로 정한다'고 규정하였다. 여기서 다음 각 호에 해당되는 사항 중 배아생성의료기관 취소와 관련되는 조항은 제23조 '배아의 생성에 관한 준수사항', 25조(배아의 보존 및 폐기), 제26조(잔여배아 및 잔여난자의 제), 제28조(배아생성의료기관의 준수사항 등) 등이 해당된다. 그 외 여러 체세포복제 배아 등의 연구(제 31조) 등 여러 규정 조항이 명시되어 있어 위배 시 지정을 취소하거나 업무의 전부 또는 일부를 정지한다는 것이다. 그런데 「생명윤리법」상에는 기관의 지정 취소와 기관근무 해당 인력에 대한 업무 정지가 혼용되어 있다.

이와 같이 난임시술의료기관으로 지정된 배아생성의료기관은 「생명윤리법」과 「모자보건법」상에서 지정요건에 대해서는 일관성을 기했지만, 취소에 대해서는 「모자보건법」과의 법적 비정합성이 나타나고 있다(〈표 4-1〉). 더욱이 「생명윤리법」의 경우, 난임시술의료기관의 지정 취소 사유보다 생명윤리관점에서 더 엄중한 사안임에도 불구하고 기관의 지정 취소 또는 위반 당사자의 업무정지를 선택할 수 있도록 하였다는 점에서 배아생성의료기관의 지정관리에 대한 법적 일관성이 요구된다.

〈표 4-4〉 배아생성의료기관 및 난임시술의료기관 지정 취소관련 법 조항 비교

「생명윤리법」	「모자보건법」 시행규칙
1. 지정된 배아생성의료기관은 「생명윤리법」 제23조 '배아의 생성에 관한 준수사항', 제25조(배아의 보존 및 폐기), 제26조(잔여배아 및 잔여난자의 제), 제28조(배아생성의료기관의 준수사항), 그 외 체세포 복제배아등의 연구(제31조) 등 운영 시 여러 준수조항이 명시되어 있으며 위반 시 제 56조(등록 등의 취소와 업무의 정지)에 '보건복지부장관은 감독대상기관이 다음 각 호의 어느 하나에 해당할 때에는 그 지정, 등록 또는 허가를 취소하거나 1년 이내의 기간을 정하여 그 업무의 전부 또는 일부의 정지를 명할 수 있다(개정 2019. 4. 23., 2020. 12. 29.). 「생명윤리법」 제23조제1항 누구든지 임신을 목적으로만 배아를 생성할 수 있다. * 위반 시 처벌 -임신 외의 목적으로 배아를 생성한 사람은 3년 이하의 징역 2. 금지행위 ○「생명윤리법」 제23조제2항 누구든지 임신을 목적으로 배아를 생성할 때 다음 어느 하나에 해당하는 행위를 하여서는 아니된다. - 특정 성(性)을 선택할 목적으로 난자와 정자를 선별하여 수정시키는 행위 - 사망한 사람의 난자 또는 정자로 수정시키는 행위 - 미성년자의 난자 또는 정자로 수정시키는 행위 * 위반시 처벌 - 법제조제항의 어느하나를 위반한 경우 년이하의 징역 또는 천만원 이하의 벌금 3. 알선 및 유인금지 ○「생명윤리법」 제23조제3항에 따라 누구든지 금전, 재산상의 이익 또는 그 밖의 반대급부를 조건으로 배아나 난자 또는 정자를 제공 또는 이용하거나 이를 유인하거나 알선해서는 아니된다. * 위반시 처벌 - 법제조제항을 위반하여 금전,재산상의 이익 또는	「모자보건법」 시행규칙 제11조(난임시술 의료기관의 지정취소) ① 보건복지부장관은 제10조에 따른 평가결과가 다음 각 호의 어느 하나에 해당하는 경우에는 법 제11조의3제3항에 따라 난임시술 의료기관의 지정을 취소할 수 있다. 1. 법 제11조의3제2항에 따른 시설·장비 및 전문인력 기준을 충족하지 못하게 된 경우, 2. 난임시술의 실적이 현저하게 부진한 경우, 3. 난임시술의 질이 낮다고 판단되는 경우, 4. 그 밖에 평가결과를 고려하여 난임시술 의료기관의 지정목적을 달성하기 어렵다고 판단되는 경우, ② 난임시술 의료기관은 법 제11조의3제3항에 따라 그 지정이 취소된 경우에는 난임시술 의료기관 지정서를 보건복지부장관에게 반납하여야 한다.

「생명윤리법」	「모자보건법」 시행규칙
그 밖의 반대급부를 조건으로 배아나 난자 또는 정자를 제공 또는 이용하거나 이를 유인하거나 알선한 사람은 년이하의 징역 법제조제항제호	

출처: (좌)「생명윤리 및 안전에 관한 법률」, 제20327호, 2024, (우)「모자보건법 시행규칙」제11조 보건복지령 제1058호, 2024

다. 「생명윤리법」의 방향성에 대한 사회적 담론

「생명윤리법」에서는 이질적이고 목표가 다른 보조생식술 범위 내에서 시행되고 있는 배아 또는 태아 대상 유전자 검사를 포함하여 규제하고 있다. 앞서 언급한 바와 같이, 해당 법을 기반으로 보조생식술 범위 내에서 시행되는 배아, 태아 대상 유전자 검사 등을 규제하고 관리하는 것은 사실상 어렵다. 또한, 보조생식술의 일환인 난자, 정자채취 및 배아생성 등은 생명윤리정책과, 보조생식술로 인한 임신 및 출산은 출산정책과에서 담당하여 책임소재가 불분명하며, 이러한 문제는 난임시술의료기관 지정의 이중 지정관리와 관련이 있고, 다양한 문제를 유발하는 근본적인 부분이다. 이원화로 인해 사후관리체계 분리, 단절, 사각지대가 존재한다. 책임소재의 불분명함과 어려움이 있고「생명윤리법」에서 지정하고 있지 않은 시술은 모두 가능한 것처럼 오해될 여지가 있다. 법 제정 취지와 현재 상황이 달라졌음에도 불구하고, 이러한 점을 고려하지 않은 채 필요한 부분만을 지속해서 개정해 왔다는 점에서 근본적인 문제가 있다고 본다.

「생명윤리법」은 인공, 체외수정 시술보다도 연구 목적의 배아 생성에 초점을 맞춘 법률이므로 의료행위에 해당하는 시술까지 다루기에는 한계가 있다. 기본적으로「생명윤리법」은 의료기관의 역할 외 필요한 부분을 담고 있기 때문이다. 앞으로 보조생식술과 관련하여「생명윤리법」을 어떻게 가져갈 것인지에 대한 사회적 담론이 필요하다.

그 예로, 첫째, 「생명윤리법」은 기본적인 원칙만 주장하는 기본법의 형태로 가되, 보조생식술 관련 세부 사항은 별도의 법률에서 규율하는 법 체계를 고민해 볼 수 있다. 즉, 프랑스의 사례와 같이 「생명윤리법」은 「생명윤리법」의 입법 목적과 취지에 맞는 내용은 살리고 장기적으로 나머지 내용은 보조생식술과 관련된 별도의 법에서 다루는 것을 생각해 볼 수 있다. 3장 해외사례에서 살펴보았듯이, 프랑스의 보조생식술 제도는 「생명윤리법」과 「공중보건법」에 근거하여 생명의학청(ABM)의 총괄에 의해 관리되고 있다. 「생명윤리법」을 통해 인간 존엄성, 생명과학 연구의 윤리적 한계, 보조생식술 적용 범위 등 국가가 지향하는 기본 원칙과 규범적 방향을 정하고 이러한 기본 원칙을 반영하여 의료현장에서 준수해야 할 구체적인 규정을 「공중보건법」에서 지정하고 있다.

두 번째로, 별도의 입법을 고려해 볼 수 있다. 영국처럼 단일화된 법률(Human Fertilisation and Embryology Act)과 단일화된 기관(Human fertilisation and Embryology Authority)을 통해 보조생식술 전반을 관리하는 것이다. 이 경우 유관 규정 전면 재검토가 필요하며, 보조생식술 전반에 대한 적용을 위한 생식세포 관련 법률의 정비가 필요하다.

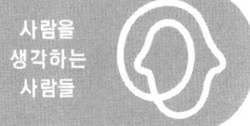

제5장

결론

제1절 주요 연구결과
제2절 향후 과제

제5장 결론

제1절 주요 연구결과

　최근, 보조생식술의 급속한 확산, 난임치료에 대한 수요 증가, 생명과학기술의 고도화로 인해 배아의 생성과 활용을 둘러싼 생명·윤리적 쟁점이 복잡해지고 있다. 이에 따라 배아생성의료기관에 대한 보다 엄격하고 정교한 관리체계의 필요성이 커지고 있다. 본 연구는 「생명윤리법」 틀 안에서 배아생성의료기관 지정 및 관리상의 문제점을 파악하여 현실성 있는 지정기준과 사후관리 방안을 제시하는 것을 목적으로 한다1).

　연구 목적 달성을 위해, 첫째, 기관현황조사 및 인터뷰 등을 통해 배아생성의료기관 인력·시설·장비 현황 및 사후관리 실태를 파악하여 지정기준 및 사후관리 문제점을 파악하였다. 둘째, 국내·외 배아생성의료기관 지정 및 사후관리 법, 제도 고찰을 통해 개선방안 도출을 위한 시사점을 정리하였다. 마지막으로, 연구결과를 종합·분석하여 지정기준 및 사후관리 개선방안을 제안하였다. 주요 연구결과는 다음과 같다.

　단기 지정기준 개선방안으로 배아생성 담당인력의 경우, 최소 2인의

---

1) 배아생성의료기관은 「생명윤리법」과 「모자보건법」이란 이중적인 법 체계 속에서 관리되고 있다. 2006년부터 시행된 난임부부 시술비 지원사업의 법적 근거를 마련하기 위해 2009년 모자보건법에 관련 조항을 신설하였고(김명희 외, 2019), 2015년 「모자보건법」 개정을 통해 난임시술의료기관 지정 및 평가, 통계 관리를(「모자보건법」 제11조의3) 하고 있다. 특히 난임시술의료기관 지정기준은 「모자보건법 시행규칙」 제8조1항에 따라, 배아생성의료기관으로 지정받은 기관으로 규정하고 있어, 두 법률의 지정 기준은 동일하게 운영되고 있다. 다만, 지정 후 사후관리는 두 법률에 의해 관리되고 있는 실정이다.
　본 연구는 배아생성의료기관의 핵심적인 관리 체계는 단순한 사업 운영의 효율성을 넘어 국민의 건강, 안전, 그리고 인간의 존엄성이라는 생명윤리법의 근본적인 가치에 기반해야 한다는 문제의식 하에, 「생명윤리법」의 틀 안에서 배아생성의료기관 지정기준 및 사후관리 개선방안을 모색하고자 한다.

배아생성 담당인력을 확보한다는 원칙하에, 현실 여건을 고려해 두가지 안을 제시한다. 상위 역량을 갖춘 배아생성 담당인력 1인과 경력 2년 미만 전공 인력 1인을 배치하는 안(1안)과 상위 역량을 갖춘 배아생성 담당인력 1인과 전자 추적인증시스템(Electronic Witnessing System) 필수로 규정하는 안(2안)을 제안하였고, 기관 간 공유인력을 금지하고 배아생성 담당인력을 임상배아연구원으로 통일화하는 방안도 제시하였다. 시설 기준으로는 독립된 배양실 설치를 지정요건에 명시하고 무정전전원공급장치를 필수로 규정하며, 잠금, 감시, 추적성, 기록관리 기준을 포함한 독립된 동결배아·생식세포 보관실 설치 및 관리를 의무화할 것을 제시하였다.

단기 사후관리 개선방안으로는 관리 주기, 주체, 절차를 하위법에 구체화하여 지정 취소기준의 명확화 및 모니터링 체계를 법제화하고, 재지정을 통해 배아생성의료기관의 자격을 유지하며, 정기적인 현장점검을 시행할 것을 제안하였다. 데이터 관리의 경우 집계중심 보고의 한계를 보완해 개별 추적 가능한 등록체계를 설계하고, 향후 심평원의 난임시술의료기관 평가자료와의 중복을 최소화하고, 통합하는 방안을 제시하였다. 생식세포 및 배아 등의 관리, 보존, 폐기 규정에 머문 현행체계를 보완하여, 실험실 사고를 포함한 사고, 부작용의 보고를 의무화하고, 개선방안을 환류하는 체계를 구축할 것을 제시하였다. 또한 법률과 시행규칙에는 중요하고 명확한 기준을, 표준운영지침은 실무가이드로 활용할 것을 제시하였다.

중기 개선방안으로 배아생성 담당인력의 인력 자격증화 도입을 제안하였고, 배아생성의료기관 지정관리를 두고 생명윤리법과 모자보건법의 법적 비정합성을 해결해야 함을, 현재의 「생명윤리법」만으로는 보조생식술 범위 내 배아, 태아 대상 유전자 검사 등 의료행위를 포괄적으로 규율·관리하기에는 한계가 있으므로 향후 법체계를 어떻게 가지고 갈 것인지에 대한 사회적 담론의 필요성을 제시하였다.

제2절 향후 과제

「생명윤리법」은 본래 연구 목적의 배아 생성에 초점을 맞춘 법률로, 실제 의료행위에 해당하는 체외수정 시술 전반을 포괄적으로 규율하기에는 한계가 있다. 기본적으로 「생명윤리법」은 의료기관의 임상적 역할보다는 윤리적, 제도적 관리에 중점을 두기 때문이다.

또한 「생명윤리법」은 이질적이고 목표가 다른 보조생식술 범위 내에서 배아 또는 태아 대상 유전자 검사를 포함하여 규제하고 있다. 그러기에, 보조생식술 전 과정에서 시행되는 배아, 태아 대상 유전자 검사 등을 규제·관리하는 것은 사실상 어려운 구조이다. 아울러, 난자, 정자채취 및 배아 생성 등은 보건복지부 내 생명윤리정책과가, 보조생식술로 인한 임신 및 출산은 출산정책과가 맡고 있어 책임 소재가 불명확하다. 이로 인해, 난임시술의료기관 지정의 이중 관리, 사후관리 체계의 분리와 단절, 관리 사각지대가 발생하고 있으며, 법에 명시되지 않은 시술은 모두 가능한 것처럼 오인될 가능성이 존재한다. 즉, 법 제정 취지와 현재의 의료적, 사회적 환경이 괴리되어 있음에도 불구하고 부분적 개정만을 거듭해 온 점이 근본적인 한계로 작용하고 있다.

따라서 보조생식술 관련 법, 제도와 관련하여 「생명윤리법」의 역할과 범위에 어떻게 가져갈 것인지에 대한 구체적인 논의가 필요하다. 아울러, 이미 「모자보건법」에 기반한 난임시술기관 평가와 지원제도가 병행되고 있는 만큼, 두 법률 간 정합성과 역할 분담에 대한 논의도 필요하다.

참고문헌

공중보건법전 (Code de la santé publique), Légifrance.
교육부·한국교육개발원, (2024). 2024 학과(전공) 분류 자료집.
김명희, 백수진, 최은경, 최안나, 박춘선, 문한나, 전선영, 김진영, 백가을, 조희수. (2019). 생식세포 및 배아의 안전한 보관·활용을 위한 관리체계 구축, 보건복지부.
대한배아전문가협의회, (2022). 배아연구실 운영기준 ver.2.0.
모자보건법. 법률 제20215호, (2024)
모자보건법 시행규칙. 보건복지부령 제1085호 (2024).
보건복지부, (2010). 인간대상연구 등에 대한 윤리적 심사제도 도입:「생명윤리 및 안전에 관한 법률」 개정안 입법예고
보건복지부, (2023). 2013~2022년도 배아 보관 및 제공 현황 조사결과.
보건복지부·국가생명윤리정책원. (2024). 배아생성의료기관 표준운영지침.
보건부(Ministère de la Santé), (2023). Arrêté du 5 octobre 2023 modifiant l'arrêté du 11 avril 2008 relatif aux règles de bonnes pratiques cliniques et biologiques d'assistance médicale à la procréation et abrogeant l'arrêté du 30 juin 2017 modifiant l'arrêté du 11 avril 2008)「보조생식술의 임상 및 생물학적 우수 실무 규정에 관한 법령 수정안」, Journal officiel de la République française.
생명윤리 및 안전에 관한 법률, 법률 제7150호 (2005).
생명윤리 및 안전에 관한 법률, 법률 제11690호 (2013).
생명윤리 및 안전에 관한 법률, 법률 제20327호 (2024).
생명윤리 및 안전에 관한 법률 시행령, 대통령령 제34747호 (2024).
생명윤리 및 안전에 관한 법률 시행규칙, 보건복지부령 제1048호 (2024).
생명윤리 및 안전에 관한 법률 시행규칙, [별표 1] 배아생성의료기관의 시설 및 인력 등에 관한 기준(제17조제1항 관련), 보건복지부령 제1048호 (2024).

의료법 시행규칙, [별표 4] 의료기관의 시설규격. 보건복지부령 제1067호 (2024).
이수형, 강지원, 유정훈, 황나미, 윤지원, 왕승혜, 최숙자, (2024). 난임시술 의료기관 질 관리 평가체계 개선을 위한 연구. 건강보험심사평가원.
인공생식 자료통보 및 관리조치(人工生殖資料通報及管理辦法), (2014. 4. 20 개정).
인공생식기관허가방법(人工生殖機構許可辦法), (2014. 2. 8 개정).
인공생식기관허가방법(人工生殖機構許可辦法) [별표 1] 인공생식의료기관 기술인원 자격 생물학 관련 전공 알람표(人工生殖機構技術員資格生物相關系、所一欄表) (2014. 2. 18 개정).
인공생식기관허가방법(人工生殖機構許可辦法), [별표 2] 인공생식의료기관 설립을 위한 시설과 장비(醫療機構申請設立人工生殖機構之設施與設備), (2014. 4. 20 개정).
인공생식기관허가방법(人工生殖機構許可辦法), [별표 3] 인공생식의료기관 재허가 심사항목표(附表三 人工生殖機構申請再次許可審核項目表) (2014. 4. 20 개정).
인공생식기관허가방법(人工生殖機構許可辦法), [별표 4] 인공생식의료기관 재허가 심사항목, 기준 및 별점표(附表四 人工生殖機構再次許可審查項目、基準及配分表) (2014. 4. 20 개정).
인공생식법(人工生殖法), (2018. 1. 3. 개정)
최안나, 정의식, 주성홍, 임가원, 김정욱, 김순희, 전진현, 이예은, (2018). 임상배아전문연구원의 국가인증제 도입을 위한 기초 연구. 국립중앙의료원.
질병관리청, (2024). 2015~2023년도 배아생성의료기관현황.
질병관리청 국립보건연구원 연구지원과, (2023). 2023년 배아생성의료기관 서면점검표 작성 안내(안).
한국경제. (2023. 10. 9.). 미혼 여성 '난자 동결' 4천 500건 넘겼다. https://www.hankyung.com/article/202310094349Y

Agence Régionale de Santé Ile-de-France [일드프랑스 지역보건청]. (2024), Dossier promoteur de demande d'autorisation d'activité de soins en : Assistance médicale à la procréation dans le cadre des nouvelles autorisations créées en AMP.

https://www.iledefrance.ars.sante.fr/dossiers-types-de-demandes

American Society for Reproductive Medicine (ASRM). (2021). Oversight of Assisted Reproductive Technology.

https://www.asrm.org/globalassets/asrm/asrm-content/news-and-publications/ethics-committee-reports-and-statements/oversiteofart.pdf

College of American Pathologists (CAP). (2018). Laboratory Accreditation Manual 2018 Edition: Patient Safety, Compliance, Consistency, Confidence, Accuracy, Quality.

https://lsom.uthscsa.edu/pathology/wp-content/uploads/sites/94/2019/03/Laboratory-Accreditation-Manual-2018.pdf

College of American Pathologists (CAP). (2020). Inspecting Reproductive Laboratory Accreditation Program (RLAP) Laboratories, Tips for the Clinical Inspector. https://documents-cloud.cap.org/appdocs/learning/LAP/FFoC/InspectingRLAP_2020/InspectingRLAP.pdf

De los Santos, M. J., Apter, S., Coticchio, G., Debrock, S., Lundin, K., Plancha, C. E., Prados, F. J., Rienzi, L., Verheyen, G., & Woodward, B. J. (2016). Revised guidelines for good practice in IVF laboratories. Human Reproduction, 31(4), 685–686. https://doi.org/10.1093/humrep/dew016

Fertility Clinic Success Rate and Certification Act (FCSRCA), Pub. L. No. 102-493, 106 Stat. 3146 (1992).

HFEA (Human Fertilisation and Embryology Authority). 2023. Code of Practice, 9th Edition (Version 9.4, revised October 2023). London: HFEA.

HFEA (Human Fertilisation and Embryology Authority). 2024. State of the Fertility Sector 2023/24. London: HFEA. (accessed September 4, 2025, from https://www.hfea.gov.uk/about-us/publications/research-and-data/state-of-the-fertility-sector-2023-2024/

Kasraie, J., & Kennedy, H. (2024). Best practice for embryology staffing in HFEA licensed assisted conception centres: Guidance from Association of Reproductive & Clinical Scientists. Human Fertility, 27(2), 121-128. https://doi.org/10.1080/14647273.2023.2172552

Practice Committees of the American Society for Reproductive Medicine and the Society for Reproductive Biologists (ASRM) and Technologists (SRBT). 2022. Comprehensive guidance for human embryology, andrology, and endocrinology laboratories: management and operations: a committee opinion. Fertility and Sterility, 118(6): 1183-1200. https://www.asrm.org/globalassets/_asrm/practice-guidance/practice-guidelines/pdf/revised_guidelines_for_human_embryology_and_andrology_laboratories.pdf

부록

[부록 1] ASRM 및 SRBT 실무위원회(2022) 지침 요약: Comprehensive Guidance for Health Ebmryology, Andrology, and Endocrinology Laboratories[2]:

'미국생식의학회(ASRM)'는 '질병통제예방센터(CDC)'에서 제시한 요구사항을 충족하기 위해 2021년 보조생식(시술) 클리닉에게 최소 표준을 제시하였고 2022년 보조생식기관의 관리와 운영에 대한 포괄적 지침을 발표하였다. 그간 여러 차례 수정했으며, 2022년 업데이트된 지침은 생식의학의 발전과 변화를 인정하고 배아학, 남성학 및 내분비학 실험실에 대한 일반적인 지침을 제공하고자 마련하였다.

배아생성기관의 실험실은 배아, 남성, 내분비 실험실 구비하게 되는데, 3가지 유형의 실험실 간에 표준이 상당히 중복되기 때문에 본 지침에서는 모든 보조생식시술 실험실에 적용할 수 있는 범용 지침을 제시하고자 한다.

1. 실험실(Laboratory Certification and Accreditation)의 일반적 지침

가. 배아실험실 연구원의 교육, 훈련, 지속교육 및 경험에 대한 최소 요구 사항

---

[2] 이 부록은 ASRM 및 SRBT 실무위원회(2022)의 「Comprehensive Guidance for Human Embryology, Andrology, and Endocrinology Laboratories: Management and Operations: A Committee Opinion」의 주요 내용을 요약·정리한 것임.
(원문: Practice Committees of the American Society for Reproductive Medicine and the Society for Reproductive Biologists (ASRM) and Technologists (SRBT). 2022. Comprehensive guidance for human embryology, andrology, and endocrinology laboratories: management and operations: a committee opinion. Fertility and Sterility, 118(6): 1183-1200.)

1) 실험실 관리자

　공인기관에서 화학, 물리, 생물학 또는 의료기술 분야 학사 또는 석사 학위를 취득한 후 교육실험실의 증명을 받아 감독 하에 최소 60건의 보조생식시술 절차에 대한 교육 완료 및 수행기록을 문서화해야 한다.

- 2년마다 최소 24 시간의 문서화된 CEU를 확보.
- 최소 4년(BS/BA), 2년(MS), 1년(박사)의 경력. 기술적 능숙도를 유지하기 위해 매년 20건 이상의 시술을 수행하거나 만족스러운 건수의 시술을 수행.

　실험실 책임자가 현장에 있든 현장에 없든 American Board of Bioanalysis에서 인증한 기술 관리자에게 필요한 교육 및 경험을 보유해야 함. 실험실 관리자 및/또는 실험실 책임자는 American Board of Bioanalysis에서 배아학 기술 관리자로 인증을 받는 것이 권장되지만 필수는 아니다.

2) (선임) 배아연구원(Embryologist)

　공인 기관에서 화학, 물리, 생물학 또는 의료 기술 분야의 학사 또는 석사 학위를 취득해야 한다. 또한, 교육 실험실의 증명을 받아 감독 하에 최소 30건의 보조생식시술 절차에 대한 교육 완료 및 수행 증명을 문서화해야 한다.

- 2년마다 최소 24시간의 문서화된 CEU를 확보.
- 최소 2년(선임은 3년, 주니어는 1년)의 경력. 기술적 능숙도를 유지하기 위해 매년 20개 이상의 시술을 수행하거나 만족스러운 건수의 시술을 수행

3) 배아연구원 연수생

　최소 1년 미만의 경력자. 기술 숙련도를 유지하기 위해 매년 20개 또는

만족스러운 건수의 절차를 수행한다.

나. 배아발생학 주기량에 따른 실험실 인력

총 사이클 건별 배아생성연구원의 최소 수는 다음과 같다.

- 1~150건 : 2~3명
- 151~300건: 3~4명
- 301~600건: 4~5명
- 600건 이상: 추가 150 주기당 1명의 배아연구원 추가

다. 숙련도 테스트

CLIA 규정은 실험실이 환자 검체에 대해 수행하는 모든 검사에 대해 연 2회 이상 어떤 형태의 숙련도테스트(PT)에 참여하도록 요구하고 있다. 인증기관은 배아학 실험실에서 제공하는 것과 같은 비진단적 검사 또는 서비스에 대해 자체 PT 요구사항이 있을 수 있다. 일부 검사는 동료의 결과와 비교하는 외부 PT 프로그램에 참여해야 하는 반면, 다른 검사의 경우 자체적으로 개발한 대체 평가 또는 기타 능력 평가 방법을 2년 간격으로 실시할 수 있다. 외부 PT가 필요한 검사의 경우 결과는 일반적으로 규제 인증기관에 직접 보고된다. PT에 사용되는 자료는 CAP와 같은 인증기관이나 American Association of Bioanalysts(AAB)와 같은 다른 그룹이나 산업체에서 제공할 수 있다.

CAP 또는 AAB와 같은 외부 PT 프로그램에 참여해야 하는 검사의 예로는 정자 수, 정자 생존력 및 내분비(호르몬) 검사가 있다. 최소한의 대체 평가(외부 PT 제외)가 필요한 검사의 예로는 정자 형태학, 정자 운동성 및 모든 배아학 시술/검사가 있다.

1) 현장 및 외부에 대한 실험실 책임자 요구 사항 및 의무

실험실 책임자는 실험실의 전반적인 품질과 기능에 대한 책임이 있다. 실험실 책임자의 임무는 다음과 같다.

- 모든 단계(분석 전, 분석 후)에서 테스트 시스템이 고품질 서비스를 제공하고 환자 집단에 적합한지 확인한다.
- 정책과 절차를 수립하고 유지한다.
- 테스트 방법론 승인 및 검토.
- 품질 관리, 보증 및 개선을 통해 지속적인 표준을 확보한다.
- 인력의 교육 및 지속적인 역량 강화를 감독한다.
- 실험실에 적절한 수의 훈련된 직원이 있는지 확인하고 각 직원의 업무를 구체적으로 서면으로 명시한다.
- 모든 테스트 인력에 대한 일상적인 감독과 테스트 결과 보고를 담당할 일반 감독자(고복잡도 테스트)를 확보하고, 고복잡도 테스트를 수행할 때 특정 최소 품질 테스트 인력에 대해 현장 감독한다(적절한 공간, 장비, 시설 및 자원을 사용할 수 있는지 확인하고 직원의 환경이 물리적, 화학적, 생물학적 위험으로부터 안전한지 확인하고 안전 및 생물학적 위험 요구 사항을 준수한다). 실험실 보고서의 품질과 테스트 소요 시간을 보장한다.

2) 직원 역량 및 직원 개발

직원은 첫해에 6개월 근무한 후 역량 평가를 받아야 하며 그 이후로는 매년 평가를 받아야 한다. 또한 새로운 방법이나 도구가 도입될 때 환자 테스트 및 결과 보고 전에 역량을 평가해야 한다. 역량 평가는 직무 설명의 모든 측면을 포괄해야 하며, 사전 분석, 분석 및 사후 분석 단계의 모든 단계에서 개인을 평가해야 하며, 샘플 처리 관찰을 통해 결정해야 한다.

역량 평가의 여러 요소는 일 년 내내 수행되며 기록할 수 있다. 역량 요소에는 다음이 포함된다.

- 환자 식별·확인 및 준비, 검체 수집, 취급, 처리 및 테스트를 포함한 일상적인 테스트 성능의 직접 관찰

- 테스트 결과의 기록 및 보고 모니터링(해당되는 경우 중요 결과 보고 포함)
- 중간 테스트 결과 또는 워크시트, 품질 관리 기록, PT 결과 및 예방 유지 관리 기록 검토
- 계측기 유지관리 및 기능 점검 수행의 직접 관찰
- 이전 분석된 표본, 내부 블라인드 테스트 샘플 또는 외부 PT 샘플을 테스트하여 테스트 성능을 평가
- 문제 해결 능력 평가

HCLD(ABB), 기술 감독자(ABB), 배아학 연구실 과학자(AAB), 남성학 연구실 과학자(AAB) 등 특정 면허나 자격을 소지한 개인은 자격을 유지하기 위해 필요한 시간 수의 공인된 지속 교육을 이수해야 한다.

3) 보편적이고 표준적인 주의사항과 실험실 위생

보편적 예방 조치는 인간의 모든 혈액과 특정 체액을 감염성이 있는 것처럼 취급하는 감염 통제 접근 방식이다. 모든 시료를 취급할 때는 항상 보편적인 예방조치를 취해야 한다. 질병 전파 위험이 있는 보조생식시술 실험실에서 접하게 되는 샘플에는 정액, 혈액 및 난포액이 포함된다. 냉동 보존할 환자의 정액, 난모세포 또는 배아의 혈청은 냉동 보존 전에 감염성 질환에 대한 테스트를 거쳐야 한다. 유출이 발생한 경우와 교대 근무가 끝날 때마다 승인된 소독제를 사용하여 작업 공간과 장비를 위생 처리해야 한다.

실험실에서는 바이러스 양성 환자의 배우자를 다룰 수도 있다. HIV(인간 면역결핍 바이러스), B형/C형 간염 바이러스와 같은 혈액 매개 바이러스에 양성 반응을 보이는 환자가 불임치료를 받을 수 있으므로, 검사실은 난모세포와 정액의 안전한 취급 및 검사실 위생을 위한 정책과 절차를 갖추어야 한다. 중증급성호흡기증후군 코로나바이러스와 같은 에어로졸 바이러스는 환자, 직원, 검체 간에 전염될 수 있으므로 강화된 위생 프로토콜과 위험 완화 전략을 안전 프로그램의 일부로 확립되어야 한다.

라. 실험실 안전

실험실은 실험실 근로자를 유해 화학 물질로부터 보호하기 위한 화학 위생 계획을 유지해야 한다.

주목할 만한 세부 사항으로는 안전을 위한 정책 및 절차를 알아야 하고 모든 직원이 매년 안전 절차를 교육하고 검토하도록 보장하며, 실험실 사고를 보고하기 위한 서면 정책 및 절차, 실험실에서 생물학적 유해 폐기물을 안전하게 취급하고 폐기하기 위한 메커니즘, 부상을 방지하기 위한 적절한 장비 유지 관리, 적절한 개인 보호 장비, 제조업체의 권장 사항 및 지역 규정에 따라 화학 물질 및 시약을 올바르게 보관하고 폐기하도록 한다.

마. 재해 대비 계획

모든 보조생식시술 연구실은 최신 재해 대비 또는 비상 계획을 유지해야 한다. 계획의 범위는 실험실의 활동에 따라 달라질 수 있다. 응급 상황 시 의사결정 부담을 줄이기 위해 실험실 우선순위를 미리 고려해야 한다. 남성학 및 발생학 실험실은 냉동 보존된 표본이 들어 있는 저장 탱크를 구출하기 위한 논리적인 방법뿐만 아니라 장기간 정전이 발생하거나 공급품이 부족할 경우, 배양된 표본과 냉동 보존된 표본에 대한 백업 및 비상 계획을 포함하는 출구 전략을 반드시 갖추어야 한다. 관련 자료는 미국적십자사(American Red Cross), 미국 연방재난지원포털(Disasterassistance.gov) 및 각 주(州) 기관에서 제공한다. 재난 대비 계획을 정기적으로 평가하여 미비한 점을 확인하고 보완한다.

바. 환자 보고서

실험에는 주문되고 완료된 테스트/절차를 자세히 설명하는 각 진단 테스트 또는 IVF 주기에 대한 서면 기록이 있어야 한다(종이 또는 전자 기록). 각각의 경우 적절한 백업 절차가 있어야 하며 기록 자체를 쉽게 검색할 수 있어야 한다. 각 진료소/검사실에는 이러한 환자 보고서 및 기록을 보관할 기간을 명시하는 정책이 있어야 한다. 전자 건강 기록/전자 의료 기록(EHR/EMR)은 품질, 안전성 및 효율성을 향상시키고 건강 격차를 줄이며 환자 건강 정보의 개인 정보 보호 및 보안을 유지하는 것으로 나타났다.

2. 배아학 실험실 지침

배아생성 실험실에서 제공하는 기본 절차는 외과적으로 채취한 난모세포의 식별, 난모세포의 수정, 배양, 이식, 배아의 냉동보존 등이다. 또한 몇몇 실험실에서는 난모세포 냉동 보존, 착상 전 유전자 검사(PGT)를 위한 배아 생검, 신선 또는 냉동 기증자 배우자 또는 배아 사용 기능과 같은 추가 서비스도 이루어지고 있다.

가. 실험실 공간 및 디자인

실험실은 사려 깊은 디자인과 레이아웃이 필요한 고도로 전문화되고 민감한 영역이다. 실험실의 크기는 IVF 건의 규모에 따라 달라진다. 모든 배아생성(발생학) 실험실에 대한 일반적인 고려 사항은 다음과 같다.

- 휘발성이 낮은 유기화합물 페인트 및 건축자재를 사용한다.
- 청소 및 살균이 쉬운 바닥, 카운터, 벽, 그리고 견고한 천장(드롭다운 타일 사

- 용 안 함)을 사용한다.
- 충분한 전기 콘센트와 백업 전원(발전기)에 연결된 콘센트.
- 고효율 입자 흡수 필터, 탄소 및 과망간산염 필터를 사용하여 입자, 휘발성 유기 화합물 및 무기 대기 오염 물질을 제한하는 것을 고려하여 실험실에 깨끗한 공기를 공급한다.
- 실험실 내부의 공기압은 시술실이나 인접한 다른 방에 비해 양압 상태이다.
- 밝기를 조절할 수 있는 백열전구를 사용하고 형광등이나 밝은 조명은 사용하지 않는다.
- 난자 채취 및 ET를 위한 인접한 시술실로 재료를 통과할 수 있는 창문이 있는 것이 좋다.
- 가스 탱크 및 액체 질소 탱크를 실험실 내부, 인접 또는 인근 공간에 보관해서는 안된다.
- 필요에 따라 인큐베이터와 진동방지 테이블을 위한 실험실 내부에 충분한 가스 배관 연결이 있으며, 백업 시스템도 마련되어 있다.

나. 장비 수단

실험실에는 광범위한 특수 장비가 필요하며 최소한 다음의 장비가 필요하다.

○ 인큐베이터
- "벤치탑" 스타일(가습 또는 비가습) 또는 전통적인 "빅박스" 물 또는 공기 재킷 인큐베이터.
- 배아 배양에 적합한 pH를 가능하게 하는 CO_2를 공급하는 것 외에도 인큐베이터는 사전 혼합 가스 또는 질소 가스 입력을 사용하여 낮은 O_2 농도를 제공해야 한다.
- 충분한 수의 인큐베이터를 사용하여 도어 개구부를 제한하고 인큐베이터의 가동 중단 또는 유지 관리 시 충분한 공간을 제공해야 한다.

○ 오븐
- 가스가 없는 데우기 오븐은 일반적으로 CO_2와의 평형이 필요하지 않은 매체나 재료를 데우기 위해 필요하다.

○ 가열된 스테이지와 따뜻한 블록
- 배아 배양 접시 및/또는 미세 조작 접시를 담을 수 있는 모든 표면에 가열된 스테이지를 사용할 수 있어야 한다. 여기에는 현미경 스테이지, 작업장 내부의 스테이지 또는 독립형 워밍 스테이지가 포함될 수 있다. 따뜻한 블록은 난자 회수 절차에서 나온 액체와 난자를 담은 배지 또는 튜브를 담을 수 있어야 한다.

○ 현미경
- 접시 사이의 난모세포와 배아 이동, 난모세포 회수, 유리화 및 가온 절차를 위한 입체현미경 또는 해부현미경을 사용할 수 있어야 한다.
- 일부는 가열된 표면이 필요할 수 있으며, 일부는 유리화 및 가온 프로토콜에 따라 실온에서 사용될 수 있다. 두 가지를 모두 제공할 수 있는 기능이 있으면 유용하다.
- 정자 준비 또는 형태학이 발생학 실험실 내에서 수행되는 경우 위상차 및 명시야 광학을 갖춘 광학 현미경을 사용할 수 있어야 한다.
- 도립현미경에는 호프만 변조 대비, 미분 간섭 대비 또는 ICSI, AH, 배아 생검과 같은 미세 조작 절차 및 고해상도의 배아 등급 분류를 위한 유사 장치가 장착되어야 한다. 도립현미경에는 ICSI, AH 및 배아 생검을 위한 미세조작 시스템과 AH, 포배강 붕괴 및 배아 생검을 위한 레이저 대물렌즈도 장착되어야 한다. 미세 조작 절차에 사용되는 도립 현미경은 진동 방지 테이블 위에 배치하는 것이 좋다.

○ 냉장고와 냉동고
- 배아학 연구실에는 독립적인 모니터링 시스템이 있는 배지와 기타 온도 의존적 공급품을 보관하기 위해 냉장고와 냉동고가 모두 있어야 한다. 일반적으로 $-20°C$ 냉동고가 충분하고, $-80°C$ 냉동고는 상당한 양의 연구를 수행하는 연구실에만 필요할 수 있다.
- 배지 준비 및 ET와 같은 특정 절차를 위한 워크스테이션 및/또는 층류 후드. 일부 실험실에서는 인큐베이터 외부에서 단기 배아 조작을 위해 가스 및 가열 환경을 제공하는 '독립된' 스타일의 워크스테이션을 사용할 수 있다.
- 액체 질소 공급 및 탱크는 적절한 수의 듀어 및 액체 질소 저장 탱크 및 O_2 모니터링 시스템과 함께 액체 질소 공급 라인을 실험실 내에서 사용할 수 있어야 한다.
- 장비 및 냉동탱크에 연결된 실시간 모니터링 및 경보 시스템은 정상 작동 범위 내에 있는 장비를 모니터링하고, 범위를 벗어나거나 편차가 감지되면 실험실 직원에게 경보를 보내야 한다.

○ 소모품 및 시약
배아 배양 배지는 다양한 공급업체로부터 상업적으로 구입할 수 있다. 마찬가지로, 보조생식시술 실험실을 위해 특별히 제조된 일회용 재료는 일반적으로 선호된다. 이는 일반적으로 효능이나 정자 생존 분석을 입증하는 마우스 배아 분석과 같은 관련 생물학적 분석의 데이터와 함께 제공된다. 적절한 생물학적 검정이 제공되지 않는 모든 재료 또는 매체는 재료를 사용하기 전에 사내에서 적절한 생물학적 검정을 통해 테스트해야 한다. 또한, 사용하기 전에 새로운 배양 배지 로트의 pH가 실험실에서 정의한 한계 내에 속하는지 확인하는 것이 좋다. 배지 또는 단백질 보충제를 사내에서 수정하거나 준비한 경우 기록에 테스트를 거쳤음을 명시해야 한다.

다. 환경 일일 품질 관리

품질 관리란 내재적 특성 집합을 요구 사항 집합 또는 허용 한계 집합과 비교하여 결정할 수 있다. 배아학 실험실에서 수행하는 일일 품질 관리에는 다음이 포함되어야 한다.

- 인큐베이터 가스 농도
- 라인 압력 및 가스 탱크 소비량을 포함한 가스 공급
- 인큐베이터 온도
- 냉장고 및 냉동고 온도
- 모든 가열 표면의 온도
- 실내 온도 및 습도
- 액체질소 탱크

표준 일일 품질 관리(QC) 점검 외에도 전체 QC 프로그램의 일부로 발생학 실험실에서 다음을 수행해야 한다.

- 모든 새로운 프로토콜은 병렬 테스트를 통해 검증되어야 합니다(가능한 경우 임상 구현 전). 프로토콜 문서에는 해당하는 경우 분석, 표준, 대조, 보정, 정확성, 정밀도 및 허용 한계에 대한 설명이 포함되어야 한다.
- 장비는 정기적으로(매일, 매주, 매월, 매년) 유지 관리 및 교정되어야 합니다. 여기에는 기기 교정 기록이 포함된(가능한 경우 장비의 기능 점검; 기록에 대한 적극적인 검토의 증거; 장비 오작동 시 취해진 시정 조치에 대한 문서화).
- 모든 시약, 매체 및 화학 물질에는 제조업체에서 제안한 대로 유효기간이 기록되어야 하며, 해당되는 경우 로트 번호도 기록되어야 한다. 모든 오래된 재료는 적절한 방식으로 폐기해야 한다.

Abstract

A Study on Improving the Designation Criteria and Post-Management for Embryo-Producing Medical Institutions

Project Head: Lee, Suehyung

The rapid expansion of assisted reproductive technologies (ART), the growing demand for infertility treatment, and advances in life sciences have intensified ethical debates over embryo production, underscoring the need for stricter regulation of embryo-producing medical institutions.

This study examined the current status of personnel, facilities, equipment, and post-management in embryo-producing medical institutions through surveys and interviews, and reviewed relevant domestic and international laws and systems. Based on these analyses, recommendations were proposed to improve designation criteria and post-management frameworks.

The main findings are as follows. First, the designation requirements in the current *Bioethics and Safety Act* function only as an initial entry barrier that allows institutions to begin embryo production. To ensure bioethical standards and safety, more realistic and enforceable criteria for personnel, facilities, and equipment are needed.

Second, post-management must be reinforced through

Co-Researchers: Lee, Eunice Hong Lim·Park, Hyunjee·Kim, Hee-Nyun·Hwang, Na-Mi·Lee, Ki-Pyeong·Oh, Yoonji re-designation procedures and on-site evaluations to maintain minimum quality standards.

Third, since ART requires collaboration between physicians and embryologists, the system should move beyond institutional designation to include professional certification for embryologists, supported by continuing education and retraining.

Fourth, because the *Bioethics and Safety Act* mainly addresses research-oriented embryo production, it is insufficient for regulating clinical practices such as artificial insemination and IVF. In the long term, a new legal framework is needed—either a dual system with the *Bioethics and Safety Act* as a basic law complemented by a separate ART law as in France, or a unified law and regulatory authority governing the entire field as in the UK.

Key words : Embryo-Producing Medical Institution, Designation and Post-Management, Bioethics and Safety Act, Infertility Treatment Institution, Assisted Reproductive Technology